精神療法家の本棚

私はこんな本に交わってきた

成田善弘

みすず書房

精神療法家の本棚　目次

まえがき

一昨年臨床医の仕事から退いて、仕事を離れて本が読めるようになった。さて何を読もうかとまずは本棚を見回しているうちに、今まで読んだ本に、私はこんなふうに読みましたという挨拶を送りたくなった。好きな音楽を何度も聴くように好きな本を再読し、読後感など書いてみようと思った。そう漠然と考えていたところへ、みすず書房の田所俊介さんから、今まで読んだ本、翻訳した本、編集した本、自分で書いた本などについて何か書いてみないかというお誘いをいただいた。そのお誘いに乗って、私が本とどう交わってきたのかをふり返って書いたのが本書である。

精神科医としての仕事を離れて、ただの本好きの一人として書きたいという思いもあったが、書き始めたらやっぱりフロイトのことになって、所詮仕事から離れられないのだとわかった。しかしすこしは仕事から離れたいとも思って、若いころ読んだ漱石と、五十を過ぎてから好きになった藤沢周平の小説を二、三とりあげて感想を書いた。漱石についての研究はそれこそ汗牛充棟であろうが、私はそれらを読んでいない。だから私の感想には思い違いもあろうし、すでに言われていることの繰り返しも多いであろうが、一読者の素朴な感想なので御容赦いただきたい。藤沢周平についても同様である。

私が本をどう読んできたかの延長として、比較的最近書いた書評のいくつかを収録し、それにまつわって著者の思い出や私とのかかわりを書いた。

さらに、翻訳した本、編集した本、自分で書いた本について、その仕事の楽屋裏のようなことを書いた。

引用した文章についてはその都度出典を明記したつもりだが、小林秀雄に関しては若いころに読んだ記憶に基く「引用」であって、必ずしも正確でないかもしれない。本来なら全集に当って正確を期すべきところだが、その煩に堪えなかった。だから小林秀雄に関してだけは、私の心に残っている小林秀雄の「引用」である。

本書を書きながら、本と交わることは著者と交わることであり、ときには作中人物と交わることだと感じた。そしてその交わりの中におのずと自分自身があらわれてきて、結局自分と交わることになる。だから本のことを書きながら自分を語ることになってしまった。それがどこまで本当の自分なのかはまだ私にはわからない。

平成二十五年十二月九日

成田善弘

精神療法家の本棚

第一章　書き手と自分自身に交わる読書

(一)　私は何を読んできたか

子どものころから本が好きだった。引っ込み思案で友だちは少なく、運動が苦手だった私は、自分はこの世界にうまくはまっていないという感じを抱いていた。そういう現実世界から退いて本の世界に入り込み、本の世界を生き、そこから空想をめぐらせるのが私にとってひそかな救いであり楽しみだった。『ガリバー旅行記』とか『トム・ソーヤーの冒険』とか『宝島』とか『三銃士』とかをわくわくしながら読んだことを覚えている。高校生ぐらいからスタンダールが好きになって『赤と黒』『パルムの僧院』『恋愛論』などを夢中になって読んだ。現実にはできない冒険や恋愛を本のなかで楽しんでいた。本の世界に逃げ込んでいたと言ってよいかもしれない。トルストイやドストエフスキーも読んだはずだが、あまり覚えていない。『戦争と平和』や『カラマーゾフの兄弟』などは、これは読まなければならない本だという義務感から読んでいたようで、今残っている記憶は長かったなあという印象だけである。日本の小説も志賀直哉や武者小路実篤などを読んだはずだが、これもあまり心に残っていない。志賀直哉はいっこうに面白くなく、小説の名人などと高く評価されていることが私には理解できなかった。武者小路実篤は『友情』(というタイトルだったか)を読んだ記憶がある。読んだときは感動したが、そのうちだんだんいやになった。なんだか感動させられるのがいやだと感じたような気がする。本についての好き嫌いが激しかった。

もう十二年前になるが、八年間勤めた女子大の心理学の教員を退いて一臨床医に戻ったとき、思い切って本をかなり処分した。もともと私の家には書庫などというものはないので、本棚に収まりきらない本があちこちに積み重ねてあるのだが、そこへまた大学の研究室から何冊かもち帰ったので、家中足の踏み場もないような状態になった。そこでやむなく、本棚にある本や床に山積みになっている本をかたっぱしからとり出して、これは処分する、これは保存すると分けていったのだが、これがたいへんな仕事であった。ついパラパラと頁を繰って、昔引いた傍線のところを読み返したりして、仕事がなかなかはかどらない。椅子を踏み台にして本棚の高い所にある本を降ろしたりしていると、腰も首も痛くなる。辛い仕事であったがまた楽しい仕事でもあり、いろいろ気づいたり感じたりすることがあった。

第一に感じたのは、よくまあこれだけいろんな本を買い込んだものだということである。繰り返し読んでボロボロになっている本もあったが、買っただけで読んだ記憶のない本もあった。そういう本にはすまないことをしたと思う。

文庫本でたくさんあったのが推理小説とＳＦである。中学生のころから推理小説が好きで、ドイルのシャーロック・ホームズものを読んだ。のちに精神科医になってから、フロイトの『ヒステリー研究』にでてくるカタリーナの症例を読んだとき、それがホームズの短編の一つによく似ていると思ったことがある。カタリーナでは、フロイトが休暇をとって山小屋で休息していると き、若い娘のカタリーナが訪れて、息苦しさを訴える。彼女から話を聞いたフロイトは、彼女の症状が性的外傷に由来することを突きとめる。ホームズものの短編にも、ホームズが休暇をとって山小屋に行ったときに、若い女性の依頼者が訪れ、ホームズがその事件の謎を解くというのがあったと思う。これを読んだとき、フロイトもホームズものを読んだのではないかと思ったが、のちにフロイトの伝記を読んで、それが確かめられたときはなんだかうれしかった。ホームズものに続いて、エラリー・クィーン、ヴァン・ダイン、アガサ・クリスティなどを読んだ。とにかく謎解きに関心があった。精神分析を学ぶようになったのも、謎解きへの関心が出発点にあったと思う。

それからＳＦに関心が移った。シリアスなものから荒唐無稽なものまでよく読んだ。推理小説よりは頭を使わなくてもすむから、年齢とともに頭が退化して興味が移ったのかもしれない。

もう一つ、何冊か出てきたのが英語のペーパーバックのポルノグラフィーである。英語が読めるようになるにはポルノグラフィーを読むのが一番だとどこかに書いてあったのを真に受けて、大学生のころ一所懸命読んだ。印象に残っているのはなんと言っても“*Story of O*”である。ポルノグラフィーではあるが、ところどころに季節感のただよう美しい自然描写がある。頁を繰ると、あちこちに知らなかった単語の訳が鉛筆で書き入れられており、熱心に読んだことがわかる。のちに渋澤龍彦による邦訳があることを知ってそれも読んだが、英語で読んだときほど美しいという感じがしなかった。英語力の不足を想像で補って美しいと感じていたのだろう。ポルノグラフィーの古典とされている“*Funny Hill*”も出てきたが、こちらには訳語の書き込みが終わりの方にはないところをみると、英語がむずかしくて途中で投げ出したらしい。

友人から何を読んでいるかと聞かれて、推理小説とSFとポルノだと答えたら、からかわれたり馬鹿にされたりした。しかし、これもどこに書いてあったか忘れたが、推理小説もSFもポルノも愛好者にはＩＱの高い人が多いとあったので、ひそかに満足していた。こういう本を処分したのは残念と言えば残念である。

いわゆる世界文学と言われるものも何冊か読んだはずだが、トルストイもドストエフスキーも一冊も残っていなかった。これらは四十歳のころに一度大処分をしたときに捨ててしまったらしい。当時は、かつて文学青年だった自分がいやになっていたので、再読したいという気にならなかったのだろう。何か残っていないかと探し回っていたら、スタンダールの『赤と黒』と『パルムの僧院』、デュマの『モンテ・クリスト伯』が出てきた。いずれも青春の愛読書である。ジュリアン・ソレルやファブリスは私の孤独な青年期の友人であった。『赤と黒』は失恋したときに読むによい本である。自分の失恋など何ほどのことやあらんという気になる。スタンダールがきっかけで大岡昇平を読むようになった。小説家大岡昇平に出会う前に、スタンダール研究家大岡昇平に出会っていた。『モンテ・クリスト伯』は挫折したときに読むによい本である。試験に落ちたときなど二晩から三晩夢中になって読んで元気を回復した。この二冊が愛読書だったところをみると、私の青春には失恋と挫折が多かったのだろう。

日本の小説では、若いころはやっぱり漱石が好きだった。中学生のとき『坊っちゃん』を読んでおもしろく思って以来だんだん好きになって、全集を買い込んでいくつか読んだ。小説も短いエッセイ風のもの（たとえば「文鳥」や「夢十夜」）も皆好きだが、年齢を重ねるうちに書簡集に惹かれるようになった。漱石という一人の人間が手紙から立ち現れてくるという感じがする。

五十歳を過ぎたころから藤沢周平さんのファンになった。駅の売店で買った文庫本の『用心棒日月抄』を読んで以来、目につくたびに買い求め、武士の世界を描いた時代ものを中心に何冊か読んだ。

ふだんは人に知られず、ときには軽んじられている下級武士が実はすぐれた剣技の持主で、剣をふるって藩の危機を救ったりするが、事が終ればまたもとの目立たぬ暮しに戻るのがなんともよい。そういう男たちを愛し支える女たちのやさしさ、勁《つよ》さ、けなげさに惹かれる。藤沢さんと同じ山形出身のファンには郷里の食物の描写が実によいらしいが、残念ながらそこは私にはわからない。

私の本棚には全集というものはごく少数しかない。専門書のなかでも全集と言えるものはフロイトのスタンダード・エディションだけである。これも正直なところ拾い読みの域を出ない。本棚から見つけ出した全集は漱石全集、小林秀雄全集、ヴァレリー全集、中村雄二郎全集、福原麟太郎随想全集くらいのものである。ヴァレリー全集などというものをなぜ私がもっているかというと、かつて小林秀雄に心酔していたころ、小林秀雄の読んだものは自分も読もうという志を立てて買い込んだからである。今思うととんでもない無謀な志であった。ただしこの日本語訳のヴァレリー全集はフランスにもない完璧な全集だそうで、「ドガ ダンス デッサン」をはじめ面白い文章がいっぱい詰まっている。ただし全部はまだ読んでいない。この志によりランボオも読んだが（日本語訳で）これは好きになれなかった。中原中也は好きになった。「ああ おまへは何をして来たのだと……吹きくる風が私に云ふ」という詩句などは、まるで自分が口にしたことばのような気がしたものである。福原先生（師事したわけではないが、どうしても先生と呼びたくなる）

の随想は大好きである。とくに心が疲れたときに読むとよい。春の日だまりにいるような気持になる。

全集ではないが、丸谷才一さんのエッセイが何冊もあった（藤沢さんと丸谷さんにだけ「さん」をつけるのは、このお二人が私の中でまだ歴史上の人物になっていないせいである）。多分エッセイとして発表されたものはほとんどもっているらしい。やはり丸谷ファンの友人が面白かったよとくれたものもある。丸谷さんは小林秀雄が好きでないらしいが、どういうものか私は二人とも好きである。どこか共通するところがあるはずだと思う。おそらく、特別世のためにもならないことを力を尽くして語るところが似ているのだろう――こんなことを言うと、丸谷さんはともかく小林秀雄には叱られそうだが――。ただし違いもあって、小林秀雄は青年期的であり、丸谷才一は中年期的である。今はすこしずつ丸谷さんの方が好きになりつつある。だが小林秀雄はまだまだ捨てられない。結局全集はすべてとっておくことにした。

一番たくさんあるのは碁の本である。私は高校生のころ、亡くなるすこし前の父から手ほどきされて碁を覚え、大学では囲碁部に入り、医学部卒業というよりは囲碁部卒業といった方がよいような学生生活を送ってきた。大学在学中は碁を打たない日は文字通り一日とてなく、卒業後も碁の本を読まない日はほとんどない。その間に買いこんだ碁の本が何百冊とある。二十年前にも相当処分したはずだが、それでもまだまだある。むしろかなり増えているらしい。専門書と違い碁の本はほとんどすべて隅から隅まで熟読し、打碁集などは何度も並べている。トイレに入るときも必ず碁の本をもって入るから、詰碁の本などは何度もトイレに入ったことがあるはずである。私とともにあちこち旅行した本もある。

碁というものはある意味で無価値である。別にあってもなくてもよい。碁があるからといって、国運が隆盛になるわけでも、経済が発展するわけでも、人倫が向上するわけでもない。なんとなく、戦乱の世が終ってからの剣術使いに似ていると思う。もはや特別役にも立たなくなった技術をきわめることに、剣士たちは命をかけた。そう言えば私は剣豪小説も好きである。

推理小説、SF、ポルノグラフィー、エッセイ、時代小説、碁と、私の読んできたものは所詮あってもなくてもよいものばかりである。しかしそこには手仕事がある。そしてその仕事に練達するためには人は生涯を費す。

私が精神科医に、そしてとりわけ精神療法医になったのも、そういう手仕事への献身に惹かれたからだろうか。

ああ、おまえは何を読んできたのだと、吹きくる風が私にいう。

(二)　本を読むとどういうよいことがあるか

本を読んで何かよいことがなければこんなに読んできたはずはないから、本を読むと何かよいことがあるのだろう。

丸谷才一は『丸谷才一　思考のレッスン』（文藝春秋、一九九九年）のなかで、本を読むことで一番大事なことはおもしろがって読むことだと言い、さらに読書の効用には三つあって、第一は情報を得る、第二に考え方を学ぶ、第三に書き方を学ぶことだと言う。そのとおりで、とくに一番大事なことはおもしろがって読むことだというところに大いに共感する。ただしおもしろがって読めるかどうかは本の側にだけ責任があるのではなく、読む側にも責任がある。むしろ読む側の責任の方が大きい。読む側に何かを求める気持がなければ、その本はおもしろくならないからである。「よい本ですって、それは読者しだいです」とヴァレリーがどこかで言っていた。

私は㈠で述べたように、まず楽しみ、慰めを求めて読んでいた。青年期に現実への適応が下手だったので、本の世界に入りこんで現実にはできない冒険や恋愛を楽しんでいた。おもしろがって読んでいた。そのおかげで青年期をなんとか乗り越えられたのだと思う。

精神科医になって専門書を読み始めると、情報を得る、つまり自分の知らないことを学ぶということが第一の目的になった。とくに精神分析に関しては身近に教えてくれる人がいなかったので、本が私の先生であった。まずフロイトを読まなければと思い、技法に関する論文から読み始めた。どう治療するかということが私にとって切実な問題だったからである。しかしフロイトの言うことにはじめからすべて同意できたわけではない。治療者の「中立性」とか「分析の隠れ身」ということがなんだか冷たい態度のような気がした。一方で伝記を読んでフロイトの人柄と人生についてだんだん知るようになると、フロイトがそういうことを強調する意味がすこしずつわかってきた。フロイトは過剰なくらい親切なところがあり、また弟子や患者になんでもどんどん話してしまって秘密の保ちにくい人だったらしい。だからそれを抑制する必要があったのだと。

そのうちに、ちょっと僭越だが、フロイトの肩越しに、さらにはフロイトの懐に入って読めるような気がしてきた。『著作集』や『スタンダード・エディション』を読むようになると、フロイトの辿った轍の跡を自分も辿っているような気になってきた。傾倒し始めたということである。そうなってはじめてフロイトの考え方を学ぶことができるようになった。今までバラバラの情報だったものが、あるまとまりをもって見えてくるようになった。社会学者の内田義彦が『読書と社会科学』（岩波書店、一九八五年）という著書のなかで、「よいところを採り、悪いところを捨てる」といった読み方をしていては駄目で、この著者の言うことだからといったん著者を信頼して読まなければいけないと言っていることが、私なりにわかるような気がした。

世に精神分析の嫌いな人は多いので、そういう人の精神分析やフロイトに対する批判を読んだり聞いたりすると、フロイトの考え方さらにはフロイトという人間をよく知りもしないで外から批判しているという気がした。批判というものはまずその対象に「内在」し、内側からその矛盾や欠陥を見出してゆかねばならないはずだが、批判者の多くが対象に「内在」せず、外側から批判している。内田の言う「著者の周りをぐるぐる回ってワンワン吠えつくという弱虫の犬のような読み方」をしている人が結構多いものだと思うようになった。

著者に「内在」して（「内在」しようと努めて）はじめて著者の進んだ轍の跡を自分も進んでいるような気になるが、そうすると、著者がどこで困難に直面し行き詰っているかも見えてくる。フロイトはそういう行き詰ったときに自分の理論を一段と変化、修正、発展させている。たとえば、当初ヒステリーは父親からの現実の性的誘惑によると考えていたが、やがてあまりに多くの患者がそう語ることに疑問をもち、また自身の幼児期をふり返ることを通して、患者の性的欲動とそこから生じるファンタジーがヒステリーを作るのだと考えるようになった。「誘惑説」から「欲動説」への大きな転換であり、ここから患者の精神内界を探究するという精神分析の広大な世界がひらけてきたのである。真実を求める心と自己の誤りを認める柔軟な姿勢とがなければこういうことはできない。だからフロイトの著作を発表順に読んでゆくと、前と違ったことが書いてあるところがある。そういうところが大事なところらしい。

こんなふうに読んでいくと、しだいに著者と対話できるようになる。おや、そう考えるようになったのですか、私はこう思うのですが、などと心の中で話し合う。こういう対話ができるようになってはじめて著者の考え方が理解できたと言える。

それから書き方を学ぶことになる。

マホーニィ（Patric J. Mahony, "*Freud as a Writer*", Yale University Press, 1987. 北山修監訳『フロイトの書き方』誠信書房、一九九六年）によると、フロイトは十四歳のときにルートヴィッヒ・ベルネの一冊の本を与えられて非常に気に入り、ずっとのちまで大切にしていた。そのベルネのエッセイの一つに「三日間で独創的な作家になる方法」という題がついていて、こんなアドバイスがある。「数枚の紙を手にとって、三日間続けて、あなたの頭に浮かんだことを、作り事や偽善をまじえずに書き留めなさい。（中略）これが三日間で独創的な作家になる方法なのです」

小此木啓吾もこれにふれて「私自身も個人分析における自由連想の経験が、今日の自由にものが書けるようになった原点になっているので、大いに共感する」と述べている。

フロイトの論文がベルネが言うように書いてあるかどうかは私には疑問である。むしろ周到に用意し、頭のなかで組み立ててから書いてあるように見える。フロイトの原稿には書き損じや訂正がほとんどないそうだから、書くように考えるということができていたのだろう。

同じくマホーニィによると、フロイトは書かれたものでも公開のスピーチにおいても、レトリカルな戦術の一つとして、一人あるいは複数の弟子を選んでその人物に向かって語りかけるように話したという。ただしいつも好意的な読者だけを想定しているわけではない。フロイトはこう言っている（「ある幻想の未来」『フロイト著作集3』）。

「探究が遮られることなく独白のように進むとすれば、そこにまったく危険がないわけではない。私は、その探究の邪魔をする恐れのある考えを脇に押しやってしまう誘惑に屈しがちで引き換えに不確実感が残され、あげくのはては過剰なまでの断固たる態度でそれを却下しようとする。それゆえ私は、私の議論を疑いの目で追う一人の反対者を想定し、彼にところどころで口を出してもらうことにしよう」

たしかに『精神分析入門』や『続精神分析入門』など講義形式をとった書物や『夢解釈』などを読むと、フロイトがそうしていることがよくわかる。こんなふうに書き方を学ぶことになる。

丸谷の言う三つの効用に加えて、私がもう一つ感じていることがある。

全集や著作集を読んでいると、全体に流れている通奏低音が聞こえるようになる。私はフロイトを読んで、人間性に関する深い洞察と、そこから必然的にもたらされるペシミズムと、しかしそれにもかかわらず理性を信頼しようとする願いのようなものを聞きとる。これらはフロイトほど明瞭にではないが私自身のなかにもあったもので、フロイトを読むことによって意識に上ってきたものである。自分でもそれまで自覚していなかった私の内面、価値観、美意識、人間観、世界観、そしてそれらを形成してきた私が生きてきた歴史、ふだんは土の中に埋められているそういうものが地上に芽を出してくる。本を読んでそこに著者の人格や運命を感じとるとともに、それまでは自分にも隠されていた自己のより深いところを発見することになる。そこを言葉にするのはなかなかむずかしいが、あえて言えば、人間というものは一人ひとり切り離された孤独なものだと思っていること、そしてそれにもかかわらず、あるいはそれゆえに、人とのつながりを求めてきたこと、そしてそれが満たされることが少ない人生だったということ、実はエロス的なものに非常に惹かれていることなどであろうか。

本を読んで本当に学ぶ、あるいは感動するというときには、読むことで自覚が深まるということが起こっていると思う。古典と言われる書物が何世紀にもわたって読み継がれ、多くの読者をもち続けているのは、読者一人ひとりがそこに自分自身にあてられたメッセージを読み、それを通して自分自身を読むことができるからであろう。

読書の効用について、情報を得る、考え方を学ぶ、書き方を学ぶの三つに加えて、著者の人格と運命を知り同時に自分自身をより深いところまで発見するということをつけ加えたい。読書とは著者と交わり同時に自分自身と交わることなのである。

(三) フロイトを読む

やっぱりフロイトの話になったので、まず私がフロイトをどう読んでいるかを、はじめに彼の伝記を読んでの印象を述べ、ついでフロイトの論文を二つとりあげて私がそれをどう読んだかを紹介したい。

伝記三つ

フロイトについて書かれた本はおそらく世界中に数えきれないほどあるであろう。伝記も何冊かある。私が最初に読んだのはアーネスト・ジョーンズによる伝記（Ernest Jones, Edited and Abridged by Lionel Trilling and Steven Mercus *"The Life and Work of Sigmund Freud"* Basic Books. 1961）の日本語訳『フロイトの生涯』（竹友安彦、藤井治彦訳、紀伊國屋書店、一九六九年）である。これはフロイトに傾倒した弟子の書いたものであるからフロイトがかなり理想化されているのだろうが、読んでいるとそういうことは気にならない。今のわれわれにはなかなか想像がつかないが、フロイトが同時代の人々との間でさまざまな葛藤を経験したり孤立を感じたりしていたことがよくわかる。また謎解きに関心があったこと、本が好きだったこと、弟子や患者からたくさん贈り物を受け取ったこと、秘密を守りにくい人だったことなどがわかる。フロイトがどういう人であったかについて私がもっているイメージは、ほとんどこのジョーンズの伝記によっている。

訳者の竹友安彦先生の「あとがき」に、「本訳書中シェイクスピアの訳は亡父竹友藻風の訳からとったものである」とあるのを読んで驚いた。安彦先生が藻風の御子息であることをまったく知らなかったからである。先生の父への思いの一端にふれたような気がして、なんだかあたたかい気持になった。

ピーター・ゲイによる伝記（Peter Gay, *“Freud: A Life for our Time”*, W. W. Norton, 1988. 鈴木晶訳『フロイト』1・2、みすず書房、一九九七年、二〇〇四年）も読んだ。ジョーンズのものよりはずっと後で書かれたもので、ジョーンズの見ていない資料も踏まえてある。ゲイは弟子でもなく分析家でもないので、記述はジョーンズよりは中立的だが、しかしやはり好意的ではある。ジョーンズのものに書かれていない事実もいくつか含まれていて、私のフロイト像はより複雑になった。たとえば自分は孤独だと思いこむところがあったこと、都合の悪い記憶は忘れてしまうこと、写真嫌いだったことなどである。私自身にもこの三つの特徴があって、フロイトと同じだとうれしかったので覚えている。

巻末の文献解題は訳書で七一頁に及ぶ膨大なもので、著者がこの伝記を書くのに費した時間とエネルギーの大きさをよく示している。「自分の人生でこれ以外のことは何もしてこなかったのではないか」という著者の述懐に、そのような仕事を見出し成し就げた人の自負と幸福を感じる。

ルイス・ブレーガーによる伝記（Louis Breger, *“Freud Darkness in the Middle of Vision”*, John Willey & Sons, 2000. 後藤素基、弘田洋二監訳『フロイト　視野の暗点』里文出版、二〇〇〇年）も読んだ。ブレーガーはフロイトをかなり手厳しく批判し、フロイトが精神分析運動において独裁的であり英雄になろうとしたこと、自分の権威に反抗する者を許そうとしなかったこと、患者の人生における母親の役割を見落していたことなどを指摘している。それはそれでなるほどと思うところもあるが、通読して、フロイトという人間がそこに浮かび上るという気が私にはしなかった。やっぱり伝記は対象となる人物に惚れこんでいる人が書いたものの方がよい。愛する者のまなざしは対象をより深く、より生きいきととらえるのである。

伝記を三つ読んで痛感することは、フロイトは内に矛盾というか両極を抱え、その間を振幅大きくゆれ動いた人物だということである。孤高を保ちながら、世に認められることを希求し、孤独をさらしながら、愛と献身をささげられることを強く求めた。恋人マルタに書いた手紙、交わりの初期にユングに書いた手紙などにフロイトがいかに愛と献身を求めていたかがわかる。フロイトは親密な関係を求め、それを獲得しながら、同時に多くの敵を作り出した。彼自身、自身の感情生活の中に親密な友人と憎むべき敵を必要としていたと言い、しかもしばしば同一人物の中にその両方を見出したと言っている。ユングやフェレンツィとの蜜月、そしてその後の訣別を見れば、フロイトの振幅の大きさがよくわかる。さらに、性を重視し、人間のほとんどすべての活動の根源に性的欲望を見出しながら、自身の私生活においてはきわめてストイックであった。フロイトの性の重視に反対してフロイトと訣別したユングが、奔放とも言える女性関係をもったのと対照的である。フロイトは、エスに支配される人間というペシミスティックな人間観をもちつつ、理性の声を信じ続け、自らの生活においてその声に従ったのであろう。

フロイトは傷つきやすい心、繊細な感受性をもっていた。それはフロイトにとって重荷であったかもしれない。しかし一方で、執拗とも言える持続力と集中力、不撓不屈の精神をもっていた。この内的矛盾あるいは両極性とその間の振幅の大きさがフロイトの特徴であり、フロイトはその両極性に葛藤を抱きつつ英雄的均衡を保ったと言えるのではないか。彼の作り出した精神分析という壮大な理論体系に、たとえばエスと超自我という概念に、この両極性と葛藤はよくあらわれている。

フロイトを肯定的に見る人はこの両極性と振幅の大きさに天才の証を見、否定的に見る人はそこに性格の破綻を見ているようである。

フロイトはユダヤ人であるために自身が不当に評価されないと感じ、自尊心を傷つけられていた。彼の生涯はその評価を覆し自尊心を回復しようとする長い闘いの連続であった。こういう外的状況と性格の内的矛盾の出会うところに、フロイトの天才が花ひらいたのであろう。

「イルマの夢」を読む――『夢解釈』(『フロイト全集4』岩波書店、二〇〇七年)

この論文“Die Traumdeutung”は一九〇〇年フロイト四十四歳のときに書かれたものだが、フロイトは晩年に至るまでこれを自身の代表作の一つと考えていたようである。

フロイトの論文は読んでゆくとだんだんおもしろくなるのだが、なかにはおもしろくなるまで相当長く我慢して読まなければならないものもある。この『夢解釈』も第一章「夢問題の学問的文献」のところでは先人の業績が延々と紹介、引用されていて、百年以上たった現在から見るとたいして価値がないと思われるものまでていねいに引いてある。ここを読んでいるときは、この引用の羅列がこの先何頁も続くのかとげんなりしてしまうが、第二章「夢解釈の方法」に入って自身の夢の解釈になると俄然おもしろくなる。フロイトは「それではここで私自身の夢の一つを取り出して、私の解釈の方法に従って解明を進めてみることにしよう」と何気ない様子で切り出して、今では「イルマの夢」としてよく知られるようになった自身の夢について語り始める。ここからこの論文は興味深くなり、フロイトの内的世界へ引きずりこまれる感じになってくる。この夢は分析家の間では何度もとり上げられ論じられているが、比較的新しいわが国の本では佐々木承玄著『こころの秘密 フロイトの夢と悲しみ』（新曜社、二〇〇二年）という本が私にはたいへんおもしろかった。以下この本に教えられながら、「イルマの夢」を私なりに紹介し検討してみたい。

その夢はこんな夢である。

一八九五年七月二十三日から二十四日にかけての夢

大きなホール。われわれはたくさんの客を迎えている。その中にイルマがいる。私はすぐさま彼女を脇の方に連れ出して、いわば彼女の手紙に答えるように、彼女が「例の解決法」をまだ受け入れていないことを非難する。私は彼女に言う。「まだ痛むと言ったって、実のところそれは君のせいではないか」彼女は答える。「今だってどんなに痛いか、あなたにお分かりいただけたらねえ。頭とか胃とか、それにお腹全体が締めつけられるようなんですよ」私は驚いて彼女をよく見る。彼女は青白く、それにむくんで見える。私は思う。それではやはり、私は何か器質的なものを見逃していたのか。私は彼女を窓辺に導いて、喉の中を観察する。そのとき彼女は入歯をしている女性のように、少しいやがる。彼女にはそんな必要はないのに、と私は心の中で思う。――するとしかし、口が大きく開いた。右側に大きな白斑があり、他の場所には見たところ鼻甲介のような形をした、しわになった異様なできもの、あるいは広汎な灰白色のかさぶたが見えた。私は急いでM博士をこちらへ呼び寄せた。M博士も診察を繰り返して、それを確かめた……。M博士は普段とはまるで違って見える。ひどく青白く、足が不自由で、あごひげがない……。いつのまにか友人オットーが、イルマのそばに立っている。友人レーオポルドがイルマの小さな身体を打診して、左下に濁音部があります、と言う。レーオポルドはさらに、左肩の、浸潤した皮膚部分を指摘する（これについては、彼と同じく私も、彼女が服を着たままでも感知した）……。M博士は言う。間違いない、これは感染症だが、何でもない。さらに赤痢も合併してくるだろうが、毒物は排泄されるだろう……。われわれは、感染がどこから来たのかを、直接に知っている。それほど前のことではないが、彼女の具合が悪かったときに、友人オットーが、彼女にプロピル製剤の注射をしたのだ。プロピレン……プロピオン酸……トリメチルアミン（その化学式が、太字で印刷されて私の目の前に見えた）……このような注射はそんなに軽はずみにはやらないものだが……。たぶん注射器も清潔ではなかったのだろう。

この夢についてフロイトはまず前日の出来事を記している。フロイトの記述を辿りながら、後世の研究でわかってきたこともつけ加えてまとめてみる。

フロイトはその時期イルマ（本名アンナ・リヒトハイム）という女性をヒステリーと診断して治療していた。彼女はフロイトが若いころ恩恵を受けたハンマーシュラーク夫妻の娘である。彼女はルドルフ・リヒトハイムという男性と結婚したが、その翌年彼が結核で死亡したので未亡人になっていた。彼女の治療は完全には症状がなくならないままに、夏休みに入って中断していた。その七月フロイトの家族はベルヴューに滞在していた。当時フロイトの妻マルタはのちにアンナと名づけられる娘を妊娠中であった。まもなくそこでマルタの誕生パーティが開かれる予定で、アンナ・リヒトハイムも招かれて来ることになっていた。

そこへオットー（これは実名）という後輩がイルマを訪ねたあとでやって来た。フロイトがイルマの様子を尋ねると、オットーは「まえよりよさそうだが、すっかりよくなったわけではない」と言い、フロイトは非難されるように感じて不快感を抱いた。そしてその晩、イルマの病歴を書いた。自分の弁明のために、そして共通の友人で「当時私たちの仲間では指導的な人物だったM博士（ヨセフ・ブロイエル）」に見せるために。そしてその夜（一八九五年七月二十三日から二十四日にかけて）この夢を見た。


この夢の中心部分は、フロイトがイルマに「まだ痛むと言ったって、実のところそれは君のせいではないか」と言ったところである。フロイトは「これは、覚醒しているときでも、私がイルマに言いそうなことであるし、実際にそう言ったとしてもおかしくはない」と書いている。当時フロイトは、症状の隠された意味を患者に教えてやるだけで自分の仕事は果たされたと考えていて（「後には正しくないことがわかったが」とつけ加えているが）、治療の成否はその解決法を患者がとり入れるかどうかにかかっていて、自分の責任ではないと考えていた。ここでフロイトは、この夢はイルマの痛みは彼女のせいで自分には責任がないという気持を表していると言う。

フロイトはさらに連想する。

「窓際に立っているイルマの様子から、私は突然別の経験を思い起こした」

イルマにはごく親しい女の友人がいて、フロイトはこの女性もヒステリーではないかと考えていた。この女性はソフィー・パネトで、フロイトの先輩にあたる医師であったヨセフ・パネトの妻である。この二人は結婚するとき、貧しくてマルタと結婚できなかったフロイトに一五〇〇グルデン（かなりの大金であったらしい）を贈ってくれた、いわば恩人にあたる人たちである。このソフィーも、パネトが結婚後数年で死亡したためにやはり未亡人になっていた。彼女は控え目な人で、夢の言い方を借りると「いやがる」ということだ。彼女のかかりつけの医師はM博士つまりブロイエルである。フロイトはソフィーを治療したいという空想をもっていた。イルマは（そしてソフィーも）未亡人だから、ヒステリーが治らなくても性的欲求不満のせいだとすればよいという思いが自分にはある、とフロイトは言う。

このあとフロイトは、やはり控え目でフロイトの前でもじもじする人物を思い出し、注をつけて、これは妻マルタであると言う。

私は患者イルマを同様に治療をいやがるであろう二人の別の人物と比較しているのである。夢の中でイルマを彼女の友人と取り替えたということは、イルマは私の解決案を受け入れないから賢くなく、その友人ならもっと賢いから譲歩してくれるだろう、だから取り替えたいと考えたのか、すると「口が大きく開いた」彼女の方がイルマより多くを語ってくれるだろうということである。

ここにもフロイトは注をつけて、「この部分の解釈は、すべての隠された意味を辿れるほどには充分になされていないということに私は気づいている」と言う。おそらくフロイトはソフィーに対する性的欲望に気づいているのであろう。

M博士はヨセフ・ブロイエルで、フロイトより十四歳年長の、ウィーンの有名な内科開業医であり、若いフロイトを自宅に招いて妻マティルデとともに歓待し、経済的な援助も与えた恩人と言ってよい人物で、『ヒステリー研究』の共著者でもあり、ソフィーのかかりつけの医師でもある。フロイトは自分の長女にブロイエルの妻の名をとってマティルデと名づけている。フロイトは、そのM博士がソフィーの症状がヒステリーに起因しているとは気づかず、ヒステリーにまんまとのせられているのではないかと、M博士を批判している。

「私はいそいでM博士をこちらへ呼び寄せた」

この「いそいで」という言葉からフロイトは自身の悲しい医療上の経験を思い出す。

フロイトは当時無害とされていたスルホナールをある女性患者に継続して投与して中毒症状を引き起こし、「いそいで」年長の同僚の助けを仰いだことがあった。この患者もやはりマティルデという名前だった。

「あのマティルデの代りにこのマティルデを、目には目を、歯には歯を。私はまるで医師としての良心が自分に欠けているという非難を自分に向ける機会を、わざわざ探し回っているかのようである」

「いつのまにか友人オットーがイルマのそばに立っている。友人レーオポルドがイルマを診察して、左下に濁音部があります、と言う」

オットーとレーオポルドはかつてフロイトの助手をつとめていた。ここでフロイトは自分に批判的なことを言ったオットーをより有能なレーオポルドに置き換えようとしている。

「彼女が服を着たままでも」

ここでフロイトは、子どもを診察するときには服を脱がせるが、成人した女性患者を診察するときには衣服越しにするということを連想し、「これ以上のことは私にはわからない。率直に言って、私はここでこれ以上深入りしようという気はない」と言う。やはり性的欲望が関連しているのであろう。

「プロピオン製剤の注射……」

ある別の友人との会話で、その友人は性の代謝産物の一つがトリメチルアミンだということを話した。この物質は神経症の発症に関してフロイトが重視している「性」につながっている。イルマもソフィーも未亡人であったから、治療の失敗はひょっとしたら許してもらえるかもしれない。この友人についてフロイトは「私の意見が人に容れられず孤立していたときに、私はある人の同意さえあればそれでもう満足であったと感じていたことを思い出す。トリメチルアミンはその人物に繋がっているのだ」と言う。その人物は耳鼻科医のフリースで、彼は鼻甲介と女性性器との関係について研究していた。当時フロイトはフリースに傾倒し、「会議」と称してしばしば会い、自身の夢についてもフリースに報告していた。フロイトの自己分析はフリースに語ることを通して行われたのである。

この夢についてフロイトはこう結論している。

夢の成果は、イルマがまだ病気に苦しんでいるとしても、私にはその責はなく、オットーにこそ責がある、というものである。オットーはイルマの不完全な治癒についての見解によって私を怒らせてしまったので、夢は、その不完全な治癒についての非難をすべてオットーに突き返すという形で、私に仇をとらせてくれたのだ。イルマの容態について夢はもう私はそれを気にしなくてもよい、別の契機にしておいたから（まさにあの一連の理屈づけ）、と言ってくれるのである。夢は、事態を、私がそうであってほしいと思うような仕方で私に呈示してくれる。

したがって、夢の内容は一つの欲望成就であり、夢の動機は一つの欲望である。

この夢でフロイトは、自分の言うことをきかぬイルマをもっと賢くて従順な別の女性（ソフィー）に代用させることでイルマにも復讐している。またM博士（ブロイエル）に対しても「ヒステリーにまんまとのせられている」としてその無知を非難し、別のもの知りの友人（フリース）に訴えかけている。イルマをソフィーに、オットーをレーオポルドに、ブロイエルをフリースに置き換えてしまえば自分は非難を受けることはない、フロイトはこう願望している。

そしてこうつけ加えている。

私は、この夢の意味をすっかり暴露してみせたとか、この夢解釈が遺漏のないものであるとかを主張しはしない。（中略）自分の夢を観察するときには配慮すべき点がいくつかあるわけで、そうした作業が解釈作業を押しとどめる。こういう留保をすかさず非難しようと待ちかまえていた人は、では私より正直になれるものかどうか、自分でお試しになっていただきたい。

フロイトはのちに弟子のカール・アブラハムに手紙のなかで「イルマの夢」についてこう述べている。

性的な誇大妄想がその背後に潜んでいます。マティルデ、ソフィー、アンナという三人の女性は私がその名をとって娘を名づけた女性たちなのです。しかも私の娘はその三人だけなのです。

この「イルマの夢」よりかなりあとに、フロイトは「non vixit の夢」として知られる夢を見る。この夢の中でフロイトはかつての同僚でかつ恩人でもあるパネトをにらみ殺し、パネトは「そもそも存在しなかった」(non vixit)と言う。『夢解釈』が出版されると、パネトの妻ソフィーはフロイトと絶交する。

患者についての夢を見ることは精神療法家にときどきあることである。そしてその夢から患者についてだけでなく自分自身について知らされることになる。その自分は必ずしも自分がそうであってほしい自分ではない。フロイトはこう言う。

「自分の夢を解釈し、それを人に伝えることには、困難な自己克服が必要である。共に生活している人が皆高潔である中で、自分を唯一の悪人としてさらけ出さなくてはならない」

フロイトは自分について語ることをいやがった人で、若いころ恋人マルタへの手紙にも、手紙を処分してほしい、将来の伝記作家を困らせるために、とたしか書いていたし、『自らを語る』

という著書でも自分の個人的事柄よりももっぱら精神分析運動の歴史について語っている。自分のパーソナルな事柄や内面を語ることにきわめて抑制的である。ところがこの『夢解釈』においては自己の内面、欲望、近しい人々に対する感情などを実に率直に語っている。

この「イルマの夢」の解釈はフロイト自身にも夢の意味を明らかにしえたという満足をもたらしたようで、当時尊敬し親密であったフリースへの手紙にこう書いている。

「〔一八九五年七月二十四日、この場所にてジグムント・フロイト博士に夢の秘密があらわれた〕こう記された大理石板がいつかこの場所に掲げられることを君は本気で信じるだろうか」

このフロイトの願望は「イルマの夢」の八十二年後に実現している。一九七七年五月六日（フロイトの死後三十八回目の誕生日）、八十一歳となった娘アンナの立会いのもと、フロイトの筆跡がそのまま刻まれた記念碑の除幕式が行われた。『こころの秘密　フロイトの夢と悲しみ』の著者佐々木承玄はこの地を訪れてこう書いている。

「フロイトが当時滞在していたベルヴュー館は、いまはない。なにもない草地の端の方に、その記念碑がひっそりと佇んでいる」

オオカミ男の生涯――『ある幼児期神経症の病歴より』（『フロイト全集14』岩波書店、二〇一〇年）

この論文“Aus der Geschichte einer Infantilen Neurose”で語られている患者は「オオカミ男」としてよく知られている。この論文の焦点は患者の見た夢の分析であるが、その夢にオオカミが現れることからこの仇名がつけられている。この論文は、C・G・ユングやA・アドラーがフロイトの主張する幼児性欲の重要性を否定したことに対して、あらためて自説の正しさを主張しようとして一九一八年に書かれた。一九〇九年に書かれた『強迫神経症の一症例に関する考察』（ネズミ男）とともに強迫神経症についての代表的論文と見なされている。

またこの症例については、患者がのちに再発したときに治療を担当したルース・マック・ブランズウィックが一九二八年に発表した論文があり、さらにそのころからロシア語を習うことで患者と知り合いになり、のちに分析医となったガーディナーの発表したいくつかの記録がある。ガーディナーは一九七一年に“*The Wolf-Man by the Wolf-Man: The double story of Freud's most famous case*”（Basic Books, 1971）という一書を編集し、そこにフロイトとブランズウィックの論文、オオカミ男自身の書いた“The memories of the Wolf-Man”および“My recollections of Sigmund Freud”という文章、それにガーディナー自身の記録を収録している。わが国では小此木啓吾がフロイトの論文についての詳しい解題を書いている（『フロイト著作集9』人文書院、一九八三年）。また土居健郎は一九七九年に「狼男の精神分析」(『土居健郎選集3』岩波書店、二〇〇〇年)という論文を発表して、フロイトの治療について批判的に考察している。さらに一九八〇年には、女性ジャーナリスト、カリン・オブホルツァーが最晩年のオオカミ男とのインタヴューを"*Gespräche mit dem Wolfsmann: Eine psychoanalyse und die Folgen*"(Roswohtt, 1980. 馬場謙一・高砂美樹訳『W氏との対話』みすず書房、二〇〇一年、以下『対話』とする)との一書にまとめている。

私自身このフロイトの論文からその夢分析の手法について、また夢から過去を再構成してみせるフロイトの、事物の奥底、秘密の関係を察知する洞察力あるいは想像力に強い印象を受けたので、上述の先人の業績に助けられつつ、私なりに読んでみたい。(以下訳文を引用したところは『フロイト全集14』(岩波書店、二〇一〇年)による。ただしオオカミ、キツネ、ヤギはカタカナ書きに改めた)

まずフロイトの論文を要約、紹介する。フロイトの治療は一九一〇年から一九一四年にかけて行われた。

オオカミ男の病歴

オオカミ男はロシアの裕福な貴族、農場主の息子として生まれた。母親は患者と親しむことができなかったようだが、庶民出身の乳母が彼の世話をした。夏になると両親は数週間旅に出るのが常で、患者は姉と家に残され、女性の家庭教師が雇われて子どもたちの監督にあたった。ある夏、旅から帰った両親は三歳の息子がすっかり変わってしまっていることに気づいた。彼は不平がちになり、刺激に敏感でいらいらし、何かにつけて機嫌を損ね、かんしゃくを起こして泣き叫んだ。

この最悪の時代の記憶を患者はよく覚えていた。クリスマスがちょうど誕生日だから、自分はクリスマスと二重の贈り物をもらうのが当然だと思いこんでいたのに、そうならなかったときに爆発した乱暴が最初の一悶着であった。姉は彼をいじめ、彼のいやがることをしておもしろがった。姉は彼に「まっすぐに立ち上って歩く一匹のオオカミの絵」を見せたが、この絵を見ると彼は狂ったように泣き叫び、オオカミがやってきて自分を食べてしまうといって怖がった。母親が宗教を信仰するようになると、彼は床につく前に長い間お祈りをし、際限なく十字を切らねばならなかった。父親との間柄も不幸なものであった。父親は、知的に秀れていて詩を書いたりする姉の方をひいきにし、患者はそのことで苦しんだ。姉は患者に性的行為を誘いかけ、「ナーニャ（乳母）はこういうことを皆とするのよ」と言った。姉はいつも彼より一歩先んじていたが、彼が十九歳のとき、その姉が旅行中に毒を飲み、家から遠く離れたところで死んでしまった。姉は統合失調症の初期であったらしい。患者がのちに強迫的に恋した娘たちは、彼よりはるかに教養も知性も劣っていたに違いない召使いばかりであった。これらの恋愛対象が姉の代理であったとすれば、かつて彼を圧迫した姉を召使いたちと同一視することによって召使いの位置にまで引き下げ、彼女の知的優越性を否定しようという傾向がその対象選択を決定したと考えることができる。

ここでフロイトは、これが患者の行動の決定因だとすれば、権力への意志や特権への要求が人間の行動の動機となっているというアルフレート・アドラーの主張に従って自説を修正しなければならなかったかもしれないが、分析のおわりに新しい材料が現れて、はるかに深い因果決定が存在することが明らかになったという。

患者は姉の死の知らせが届いたとき悲しみはほとんど感じず、これで自分がすべての財産のただ一人の相続人になったと感じたという。

姉に誘惑されて彼は拒絶したが、性的行為そのものは拒絶せず、性的対象としてナーニャを選び、ナーニャの前で自分のおちんちんをいじり始めた。ナーニャは「そんなことをする子どもはそこのところに傷を受けますよ」と言った（去勢の威嚇）。これによって彼の性生活はそれ以前の段階に逆戻り（退行）して、サディズム的肛門愛的傾向を帯びるようになった。彼はいらだちっぱなしになり、人にも動物にも不満を暴発させ、ナーニャをいじめて苦しめることを覚えた。同時に、男の子（王子＝彼）が鞭打たれるという空想も浮かんだ。この空想の中ではサディズムが彼自身に向けられ、サディズムが逆にマゾヒズムに転化している。彼はナーニャに拒絶されて、そのリビドー的期待を当時留守中の父親に向けた。

夢とその分析

次にフロイトは、「われわれの症例をさらに解明してゆくに当っては、きわめて明確に登場してきたある想い出によるところが大きかった。（中略）それは四歳の誕生日の直前であった」と述べ、患者の見た夢をとり上げる。その夢はこういう夢である。

私のみたのは、夜になって、私がベッドに寝ている夢です（私のベッドは足側が窓の方を向いていて、窓の向かいには胡桃の老木がずらりと並んでいました。この夢をみたのが冬、そして深夜だったのはまちがいありません）。突然、窓がひとりでに開きます。窓の前の大きな胡桃の木に、白いオオカミが何頭か止まっているのが目に入り、ぞっとします。六頭か七頭くらいいたと思います。オオカミどもは全身真っ白で、むしろキツネか牧羊犬《シェパード》のような感じでした。なにしろキツネのような大きな尻尾をしていましたし、耳は、何かに注意を向けるときの犬のようにぴんと立っていたからです。どうしよう、オオカミどもに喰われてしまう、という不安が募ってきて、私は、叫び声をあげながら、目を覚ましたのです。

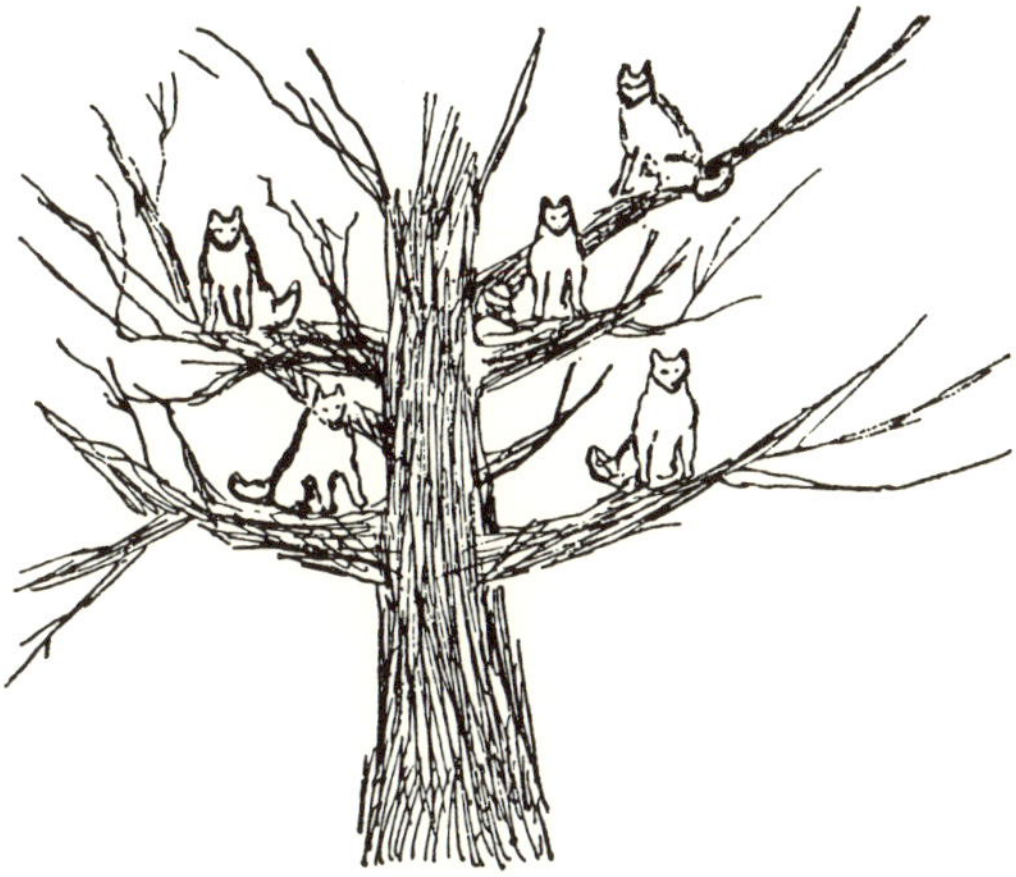

オオカミ男の描いた夢の絵

患者はそのあとオオカミどもが木にとまっている絵を描き、これを幼ないころ童話に出てくるオオカミを非常に怖がっていたことと結びつけ、この絵がグリム童話の「赤ずきん」の挿絵だったと思うと言った。

このあとフロイトはこの夢についていくつかの問を立て、患者の連想からその意味を理解してゆく。

「夢のオオカミどもはなぜ白なのだろうか」

この問から患者は屋敷の近くで飼われていた羊たちを思いついた。その羊たちに伝染病が流行し、父親が予防注射をしたが、この注射のためにかえってたくさんの羊が死んでいった。死の不安を引き起こすような経験であった。

「夢のオオカミどもはどうして木の上に登ったのであろうか」

患者は祖父から聞いた話を連想した。ある仕立屋が、窓が開いてとびこんできたオオカミの尻尾を引きちぎった。しばらくして森の中でオオカミの群に出会い木の上に逃げたが、尻尾を切られたオオカミが、一頭ずつ背中にのれば仕立屋のところまで届くだろうと言い、オオカミたちはそのとおりやり始めた。仕立屋が「あの灰色のオオカミの尻尾をひっつかんでやるぞ」と叫ぶと、尻尾のないオオカミはあのときのことを思い出して恐れをなして逃げ出し、他のオオカミどもも崩れ落ちてしまった。

この話は明らかに去勢コンプレックスと関係がある。

(のちにオブホルツァーとの対話のなかでオオカミ男は、「仕立屋は私の人生で大きな意味がある。ルイーゼ(当時の恋人)とも仕立屋で出会った。仕立屋を偉い人のようにみて、法外なチップをはずんでしまう」、と言っている)

「夢のなかのオオカミはなぜ六頭ないし七頭なのだろうか」

患者は童話「赤ずきん」の少女の話を連想したが、ついで「オオカミと七匹の子ヤギ」の話に思いあたった。オオカミは六匹の子ヤギを食べたが、七匹目は時計の箱のなかに隠れて助かる。「白い」という言葉もこの童話に出てくる。はじめてオオカミが子ヤギの家を訪れたとき、子ヤギたちはオオカミの前脚が灰色なのに気づいたので、オオカミはパン粉で前脚を白くしておいた。

この二つの話には多くの共通点がある。両方ともオオカミが食べて(呑みこんで)しまうこと、そしてオオカミのお腹を切り開くと、先に食べられた人物（あるいは子ヤギ）が丸ごと出てくること、その代りに重い石をお腹に入れること、いずれの話でも悪いオオカミは死んでしまうこと、など。

患者の父親は、まだ患者が幼ないころ、「おまえを食べちゃうぞ」と言ってたわむれたという。患者はこの夢の二つの要素が自分には強く印象づけられている、一つはオオカミどもが動かないで静かにしていたこと、二つは彼らが皆いっせいに自分を注視していたことだと言った。

フロイトはここから、「突然窓が開く」のは「突然目が開く」という意味で、目が醒めて何ものかを注視せねばならなかったという意味だと言う。オオカミに注視されるとあるが、むしろ自分が注視するということであろう。またオオカミが動かないで静かにしていたとあるのは、正反対の激しい運動を見たという意味だと言う。このような逆転は夢のなかではよく起こる。つまりここのところは、突然目が醒めて、激しい運動を注視しなければならなかった、すなわち両親の性交場面（原光景）を見たということである。

「その樹木はクリスマスツリーだ」

患者はクリスマスの少し前、クリスマス（彼の誕生日でもある）に贈り物をもらうことを望みながらこの夢を見た。ところが贈り物はオオカミになっていた。

分析治療中に患者は「オオカミと七匹の子ヤギ」の絵本にめぐりあった。その絵のなかのオオカミの姿勢が患者に原光景のなかの父親の体位を思い出させた。

フロイトの診察室には、カウチに仰臥している患者の真向いに大きな時計があった。患者はときどきフロイトの方をふり向いてたいそう友好的に宥めるかのようにフロイトを見やり、それから眼差しを時計に転じた。フロイトははじめは患者が時間を気にしているのだと思っていたが、やがて患者の連想からこう気づいた。「オオカミと七匹の子ヤギ」では、一匹だけが柱時計の箱に隠れて助かった。患者は分析者つまりオオカミに「自分に優しくして」と言いたかったのだ。「私はあなたを恐れなければならないのか、あなたは私を喰ってしまうのか、私は、柱時計のなかの最も若い子ヤギのように、あなたから隠れるべきなのか」と思っていたのだ、と。

フロイトはこの夢の欲望動機は明白であると言う。表面的な欲望は「クリスマスが贈り物をもって早くきてくれればよいのに」ということであり、もっと深層の欲望は父親から性的満足を与えられたいという欲望である。この深層の欲望は両親の性交を再び見たいという欲望に置き換えられ、その否定や抑圧の精神過程が再び生起して、この夢になっていると言う。

さらにフロイトは、原光景の印象は体験された後も作用し続け、その間、つまりそれを目撃した一歳半からこの夢を見た四歳までの間も迫真の威力を何も失わなかったと述べている。つまり原光景を見ることが心的外傷体験であったと言っている。さらにこの夢の意味についてフロイトは、「適切であることを願いながら翻訳するなら、お前は父によって満足させられたいと思うなら、母と同じように去勢を甘受しなければならない。けれども僕はそれは嫌だ。してみると、男性性の明確な異議申し立てというわけだ！」と述べている。

このフロイトの一回目の治療は第一次世界大戦の数週間前に終るが、その後一九一九年から二〇年にかけて二回目の治療が期間限定で行われる。これについてフロイトは病歴の追記で次のように述べている。

私の叙述から、患者がロシア人であったことは簡単に推測できるだろう。私は彼が治癒したと判断し、世界大戦の思いがけない勃発の数週間前に解放し、一進一退する戦況をへて中欧諸国が南ロシアと通交できるようになって初めて、彼に再会した。そのとき彼はウィーンにやってきて、医師の影響から脱却するために、施療終了直後からなされた奮闘努力のことを報告した。数ヵ月の作業によって、いまだ克服されていなかった所の転移が制覇された。それ以来、戦争のせいで故郷も財産もあらゆる家族関係も奪われていた患者は、自分を正常と感じており、その挙動も申し分ない。もしかしたら、まさに悲惨な目にあって罪責感情が満足されたために、彼の回復はしっかりとしたものになるように益されたのかもしれない。

しかしオオカミ男はその後もさまざまな症状を呈しており、「その挙動も申し分ない」とは言えない。

フロイトを受診するまでの経緯

ここでオオカミ男がフロイトを受診するまでの経緯を、ガーディナーの記録、オオカミ男自身の「わがフロイトの思い出」および土居論文を参照しつつまとめてみる。

彼の発病は十八歳のとき淋病に感染し、ついで十九歳のとき姉が自殺したことにより始まる。彼は思考も感情も停止したようになり、大学の講義も耳に入らなくなって、友人からも遠ざかるようになった。彼は思い悩んでオデッサの大学からペテルブルグの大学に転校するが、その後もうつうつとして楽しまず、父親と相談の上クレペリンをミュンヘンに訪ね、躁うつ病と診断されて入院する。そこでテレーゼという看護婦に夢中になり結婚したいと望むが、彼女が同意しないので悶々とした日を過し、結局彼女を忘れるために医師の反対を押し切ってロシアに帰る。そこで父親の急死に遭い、相続のことで母親と争う。彼は今後のことを相談するために再びクレペリンのもとを訪れる。心のどこかでテレーゼと会いたかったのだと思われる。クレペリンは診断が間違っていたと告げ、再度治療を引き受けることを断るが、彼のたっての願いでハイデルベルグの療養所を紹介する。ミュンヘンでテレーゼと再会した彼は、彼女の気持が彼に傾き始めたことを知るが、彼女との関係を固めるでもなく、かといって清算するでもなく、結局療養所にも行かず、いったんオデッサの自宅に戻る。しかし家に落着いていられず再び旅に出て、結局ベルリン郊外の療養所に入院する。その間彼はたえずテレーゼと連絡をとり合うが、彼女と感情的トラブルを生じ、別れの手紙を書いて自宅に戻る。しかし手紙を投函するやいなや後悔の念にさいなまれ、帰国してからは一時精神状態が悪化する。やがてオデッサで彼がかかっていた若い精神科医からフロイトを紹介され、一九一〇年一月にフロイトの治療を受け始める。フロイトの診断は「急性状態を経過した後の結果として欠陥状態を残したまま治癒した強迫神経症の後発状態」であった。

オオカミ男の「わがフロイトの思い出」によると、フロイトの治療を受ける決心をしたのは、彼がテレーゼのもとに戻ることにフロイトが同意したからだという。彼は当時テレーゼを捨てたことで後悔の念にさいなまれながら、彼女のもとに戻る決心がつかないでいた。つまり「彼はひとりでは結婚に踏み切れず、父親代りとなったフロイトのお墨つきでようやく決心がついた」（土居）のである。

二回目の分析

第一次大戦後オオカミ男はウィーンでフロイトと再会する。彼によると、当時旅行中でその道すがらフロイトを訪問したという。当時彼は気分がよくて治療を受けるつもりはなかったが、フロイトが分析未了のところがあるので短期間治療を受けることを勧めたので、予定を変更して分析を受けた。ところがその間にロシア情勢が悪化して帰国できなくなり、身分も財産もすべて失って、そのままウィーンに定住することになった。

この二回目の分析は一九一九年から二〇年にかけての四ヵ月であるが、無料の治療である。無料の治療は治療者と患者の距離が失われるからよくないと戒めていたフロイトがこの戒を破ったのは、治療上学問上の関心、オオカミ男への同情などによるであろうが、いずれにしてもオオカミ男が特別な患者になっていたことはたしかである。

のちに書かれた「終わりのある分析と終わりのない分析」(『フロイト全集21』)のなかでフロイトはこう述べている。

一九一四年の夏の盛り、この患者はわたしのもとを去っていったが、わたしたちのだれもがすぐそこまで近づいていたあの出来事を予感していなかったように、そのときわたしは、彼が根本的かつ永久的に治癒したものであると思っていたのだった。

病歴の追記(一九二三年)のなかですでに報告したことであるが、これは当たっていなかった。この患者が戦争の終わりごろ、資産を失った難民としてウィーンに戻ってきたとき、わたしは、転移の解決されていない部分を克服すべく、彼の助けとならなければならなかった。これは数ヵ月でうまくゆき、わたしは補遺の部分をつぎのような報告で締めくくることができた。「戦争のせいで故郷も財産もあらゆる家族関係も奪われていた患者は、それ以来、自分を正常と感じており、その挙動も申し分ない」と。それから十五年の間、この判断の間違いがとりざたされることはなかったが、それでもそれには一定の留保をつけざるを得なかった。患者はウィーンにとどまりつづけ、自ら、つつましい生活ではあったが、それでも一定の社会的地位を得てやっていけることを示した。しかし彼の健康状態はこの時期、彼の宿痾の神経症の支脈としか理解できないような病気の突発によって何度も遮られていたのである。わたしの女性の弟子の一人であるルース・マック・ブランズウィック博士がいつも巧みに、短期の治療でこの状態を終息に向かわせてくれていた。わたしはだから、彼女が近いうちに、自らこの経験について報告してくれるものと期待している。これらの発作のいくつかでは相も変わらず（この患者にまだ残されていた転移が問題となっていた。そんなときそれらの発作は、ごくわずかの期間ではあったが、明らかにパラノイアの特徴を示していた。

ブランズウィックによる追加

ブランズウィック夫人は一九二八年に「フロイトの「ある幼児期神経症の病歴より」への追加」を発表している。当時患者は鼻の吹出物に異常に悩まされていて、ブランズウィックの診断は「パラノイアの心気的タイプ」であった。彼女によると、フロイトの追加処置（再治療）を一九二〇年に終了したオオカミ男はその後も何回もフロイトの家を訪れていた。一九二六年にはじめてこの患者に出会った彼女は、これがあのオオカミ男だとはとても信じることができなかったという。それほどにこの間の人格変化の進行は深刻だったのである。「その不誠実さ、不正直さ、奇矯な薄笑い、支配的な妻（テレーゼ）への全面的な従属、気ままさ、無責任さ……」

この追加報告が一九四八年にロバート・フリース編集の『精神分析読本』に収録された際に、ブランズウィック夫人は次のような覚え書きを付している。

「分析が再開されたのはその後二年たってからであった。このときはもう精神病も妄想的傾向も跡かたもなくなっていた。……このときの分析は数年間にわたって続けられ……治療は輝かしい成果を収め、一九四〇年に得られた最終的な情報からみても、その成果はその後も保たれている」

一九三八年オーストリアがドイツによって併合された直後にテレーゼが自殺した。これについて土居は「その動機は彼（オオカミ男）にとって謎であったらしい。その「自伝」から想像する限り、彼は妻が不幸であったことに気づいていなかったらしい。もちろん妻の突然の死は彼にとって大きなショックであり、半狂乱になってブランズウィックの助けを求めるが、しかし妻を可哀相に思うというよりむしろ彼の方が可哀相だという意識が見られる」と述べている。

ガーディナー

ミュリエル・ガーディナーは医学生としてウィーンに滞在している間にロシア語を教わることでオオカミ男と知り合い、アメリカに帰ったあとも文通を続け、その後彼女の方から何回か彼を訪ねたりしている。オオカミ男は彼女によって支えられていたようである。

オブホルツァーとの「対話」

その後女性ジャーナリスト、カリン・オブホルツァーは、当時すでに八十六歳になっていたオオカミ男と一九七四年九月から一九七六年一月まで連続インタヴューを行うことに成功した。オオカミ男ははじめは警戒的であったが、しだいに彼女に信頼とある種の愛情を感じるようになり、内面の秘密を打ち明けるようになる。そのインタヴューの内容はフロイトの診断と治療に疑問を投げかけるものであった。この記録が出版されたのは、一九七九年五月六日（奇しくもフロイトの誕生日）にオオカミ男が死んだその翌年一九八〇年になってからである。

オブホルツァーはオオカミ男を探し出すのにたいへん苦労をし、ガーディナーなどの反対を押し切るようにオオカミ男を説得して、ようやく二週間に一回のインタヴューを実現した。彼女は、オオカミ男が淋病にかかったことを話したとき自分も淋病にかかったと言い、オオカミ男は秘密を話してくれたと彼女を信頼するようになる。またオオカミ男が彼女を姉と同一視していると言えば、姉のようにふる舞ったりする。やがてオオカミ男は彼女を分析家のごとく見なして、はじめは疑いながらしだいに信頼し、ある種の愛情を抱くようになって、きわめて率直にフロイトのこと、マック（ブランズウィック）のこと、ガーディナーのこと、実生活のことを語り始める。フロイトについては「彼は天才であった」「彼以前に心理的に考えた人はいなかった」とたいへん高く評価し、理想化している。ただしフロイトによる夢の解釈については「どうもこじつけとしか思えない」「この原光景というのはつくりごとにすぎません」と言っている。また「フロイトの治療は役に立ったのか？」という問には、「まあ、彼のおかげでテレーゼと結婚できたのですから」と答えている。二回目の分析については、ロシアに帰って様子をみたかったのにフロイトに引き止められたと言っているが、そのために財産を失ったことについてはフロイトを責めてはいない。もし帰っていれば殺されていたかもしれないと言っている。

フロイトに対する傾倒は、フロイトの治療が終って六十年後も続いていて、フロイトへの転移（父親転移）は解消していない。それどころか「私、このフロイトによるもっとも有名な症例」という言葉に見られるように、フロイトの患者であったことが彼のアイデンティティになっている。またこのインタヴューの時点でも、「何の役にも立っていないのですが」と言いながら、二人の分析医とかかわりをもっている。一方で、「精神分析の看板患者であることも負担だ」とも言っている。フロイトそして精神分析とのかかわりに自身の生涯の意味を見出しているように見える。

　ルース・マック・ブランズウィックには好意をもっていない。パラノイアと診断されたときに反発して鼻の吹き出物へのこだわりを捨てて治った、診断が誤っていることを証明しようとして治ったと言う。またブランズウィックによる彼の描写についても反発している。「マックには好かれていなかった、マックはテレーゼを嫌っていた」それは「マックが嫉妬していたからだ」と言い、「フロイトはテレーゼを美人だと言った。マックは美しくなかった」と言っている。

　ガーディナーには支えられていたようではあるが、本の出版によって当然受けるべき金銭を受けとっていないと思っているようで、「彼女は私のおかげで有名になった」と言っている。

　実生活では三十年間保険の仕事をしてきて、今は引退して年金で暮している。ガーディナーとフロイト・アルヒーフから経済的援助を受けているらしいが、この点に関するオブホルツァーの質問には明確には答えていない。

　女性関係はたいへん多く、「多すぎるくらいです。どうしてかわかりませんが」と自分でも言っている。インタヴューの時点（八十七～八十九歳）でもルイーゼという女友だち（六十歳ぐらいらしい）がいて、かなりの金銭を彼女に渡している。ルイーゼがテレーゼと同じように自殺するのが心配で、金を渡さざるをえないのだと言う。女性関係と金銭に関しては問題はまったく解消していない。

彼の発言は繰り返しが多く冗長であるが、トルストイ、ドストエフスキー、ショーペンハウエルなどがしばしば口にされていて、教養ある人物であることはわかる。母譲りなのか絵も上手である。オブホルツァーにしだいに信頼と愛情を向けるようになっており、人間関係が形成できないわけではない。

以上がフロイトの論文とその後の研究についての要約である。これら全体を通して私の感じたことの二、三を述べる。

人間はなかなか変わらない

一つは、人間とはなかなか変わらないものだということである。オオカミ男はほぼ生涯にわたって何らかの症状や問題行動をもち、十九歳ではじめて精神科を受診して以来、死の直前まで治療を受けている。

私自身精神科医として長年仕事をしてきて、人間は容易に変わるものではないと感じている。だからと言って精神療法に意味がないということではない。精神療法によって症状が軽快することはあるし、現実適応が改善することもある。しかしパーソナリティの変容、人生に対する態度の根本的変化が生じることは多くはない。

精神療法家は自分の仕事の成果を強調したくなることがある。オオカミ男に関してフロイトもブランズウィックもそうしている。フロイトは一回目の治療の終りに「彼が根本的かつ永久的に治癒したものであると思っていた」と言い、二回目の治療の終りにも、転移の解決されていなかった部分は克服され、「戦争のせいで故郷も財産もあらゆる家族関係を奪われていた患者は、それ以来、自分を正常と感じており、その挙動も申し分ない」と述べているが、その後の経過を見ると、彼は必ずしも治癒したとは言えず、転移も解消していない。

ブランズウィックも、のちに自身の論文に付した覚え書きで、「このときの分析は数年間にわたって続けられ……治療は輝かしい成功をおさめ、一九四〇年に得られた最終的な情報からみても、その成果はその後も保たれている」と述べているが、オブホルツァーによるインタヴューにみるとおり、ブランズウィックの治療が「輝かしい成果をおさめた」とは言い難い。

フロイトから百年後のわれわれの治療も輝かしい成功をおさめることは少ない。精神療法家としての経歴が長くなればなるほど、人間はめったに変わるものではないということが実感される。われわれの仕事は、そのことが骨身にしみてわかった上で、しかしそれにもかかわらず、たとえわずかなりとも患者の苦痛が軽減し、彼らが生きやすくなるように力を尽くすことなのであろう。そう覚悟した治療者に、ときには患者が根本的に変化するという奇跡が訪れるのであろう。

転移のもつ恐ろしい力

もう一つ感じるのは転移というもののもつ恐ろしい力である。オオカミ男は「わがフロイトの思い出」のなかでこう述べている。

フロイトは、一回目の治療の終結にあたっての患者からの贈り物は、一つの象徴的な行為として、患者の感謝の気持と医師への依存とを軽減するので、患者が治療者にあまりに密接なつながりをもち転移にしがみつくという危険を防ぐと考えていた。オオカミ男はこれに同意して、フロイトが考古学に関心のあることを知ってエジプト女性像を送ったという。このことについてオブホルツァーが「するとフロイトはあなたが感謝して当然と考えていたのか？」と質問すると、オオカミ男は「そうだ」と答えている。オブホルツァーがさらに何を贈ったのかと尋ねると、オオカミ男は「王女です。エジプトの彫刻でかなり背の高い」と答えた。オブホルツァーは「それは古代のエジプト像ですか？」と確認し、「たいへんな金額だったでしょう？」と言うと、オオカミ男は「多分。当時の私の状況（オオカミ男は当時はまだロシアの貴族であった）から考えれば別に問題ではなかった。それはすばらしい作品、古い時代のものだった」と答えている。

しかし、すでに述べたように、贈り物を贈ったにもかかわらずオオカミ男の転移は解消しなかった。むしろ贈り物が転移を持続させるのに役立ったとさえ思われる。広辞苑（第六版）によると、日本語の「贈る」は「送る」に由来し、人との別れに際して別れを惜しんでついてゆくという意味から、転じて、気持をこめて人に物を届けるという意味になったという。オオカミ男の贈り物はまさにこの日本語の「贈る」にあたっていたのであろう。

転移とは、患者が内的対象像を治療者に投影し、その内的対象像に対する態度や感情を治療者に向けることを言う。たとえば、患者が内的父親像を治療者に投影し、父親像に向けていた愛や憎しみを治療者に向ける。それはときには現実の治療者に対する感情としては不釣り合いな強烈な感情となる。さらには過去の父親に対しては禁じられていた性的欲望が顕在化してくることもある。つまり転移を通して患者は過去の重要人物と意味深い対話をするのである。ある意味では、転移が生じなければ患者を真に理解することはできない。しかし転移が生じれば治療者・患者関係は錯綜したものになる。患者の向けてくる強烈な、そして現実の治療者にとってときには理不尽に思える感情に対して、治療者の側にもさまざまな感情が生じる。そうなると両者の関係は職業的役割関係から生身の人間関係へと変貌する危険がある。治療者は中立的態度をとり、解釈することによって転移の解消をはからねばならないが、これは困難な仕事である。当時のフロイトは転移を十分に解釈していないし、その態度も必ずしも中立的とは言えない。オオカミ男の方もフロイトを現実の治療者である以上に父親と見てしまい、そこから脱け出せなくなったのであろう。

心的外傷という見方

三つ目は、オオカミ男の生活歴には心的外傷と思われるものがいくつもあるということである。フロイトはもともと外傷論者であった。フロイトの言う心的外傷とは、去勢の脅かし、大人による性的誘惑、原光景を見ることとの三つである。フロイトははじめはこれらを現実の出来事と考えたが、やがてこの心的外傷の想起が実は一面においては幻想の産物であり、それを引き起こす内的な欲望の産物であるという見解に至った。すなわち「誘惑説」から「欲動説」への転換である。この論文はフロイトの見解の変化の途中にあると言える。姉からの性的誘惑は現実の出来事として扱われているが、原光景については「空想か実在のことかのいずれであるかを問うことは本質的なことではない」としている。

フロイトの言う外傷はもっぱら性的なことであるが、外傷についての現在の考え方からオオカミ男のこうむった外傷を考えてみると、幼ないころの両親の不在、姉や家庭教師からの性的誘惑、ナーニャからの去勢の脅かし、姉の自殺、父親の急死、戦争による故郷・財産・一切の家族関係の喪失、フロイトからの分離、妻テレーゼの自殺（これはフロイトの論文以後）があるが、フロイトが論文中で神経症の病因として重視しているのは姉や家庭教師からの性的誘惑、ナーニャからの去勢の脅かし、夢から解釈された原光景の目撃だけである。幼ないころの両親の不在、姉の自殺、父の急死、戦争による故郷・財産・家族関係の喪失についてはふれてはいるが、神経症の病因として重視しているわけではない。

姉の自殺については、病歴のところで、患者は「思考も感情も停止したようになり、大学の講義も耳に入らなくなって、友人からも遠ざかるようになった」とある。オオカミ男の『自伝』では、「私の思考と感情は麻痺してしまったようになった。眼前に起きるすべてのことに実感がなかった。すべてが悪夢のようだった」とあり、その後の数年間のことを書いたところを「無意識の喪」と題している。また最晩年においても女ともだちのルイーゼが自殺することを心配し、妻テレーゼの自殺と関連づけて語っているが、その背景には姉の自殺が関係していると考えられる。

戦争による喪失と妻テレーゼの自殺はオオカミ男の人生に大きな影響を及ぼした。彼は引きこもりがちになり、対人関係は少なくなり、破壊的行動（金銭をいつも女性に与えてしまう）、身体的愁訴（鼻の吹出物へのこだわり、その他）、無力感、つねに（ルイーゼから）脅迫されていると感じることなど人格特徴の変化を生じている。戦争による喪失と妻テレーゼの自殺が心的外傷として作用したことは明らかである。そして戦争による喪失は、フロイトが患者をウィーンに引き止めている間に生じたことであるから、ある意味フロイトにも責任があると言える。ところがフロイトはこのあまりにも大きな喪失について、「もしかしたら、まさに悲惨な目にあって罪責感情が満足されたために、彼の回復はしっかりとしたものになるように益されたのかもしれない」と述べているだけである。

のちにガーディナーへの手紙のなかでオオカミ男は「私の思うのには、すべての神経症またはすべての抑うつ症の深い原因は周囲の世界との関係が欠如していること、そのために生じる空しさにほかならないのです」と言っている。これは深い洞察であり、土居も述べているように、現代の精神分析の考え方に合致している。

フロイトとの分離もオオカミ男にとって大きな出来事であった。オオカミ男にとってフロイトはテレーゼとの関係を肯定してくれた唯一の人であり、彼の理解者であり、戦争ですべてを失った彼にとっては保護者でもあった。彼はフロイトを理想化し、傾倒しており、それは最晩年まで続いている。フロイトの魅力について彼はこう言っている。「フロイトはいかにも健康そうで、知性あふれる黒い瞳でじっと私を見ていたが、その眼ざしは私にとって快いものであった。……このフロイトとの出会いで、私は偉大なパーソナリティにめぐりあえたという感情を抱いた」「フロイトはこう言ってくれた。「僕の弟子たちが君ぐらい正確に精神分析のことを理解してくれたらいいのだけれど……」」

フロイトの方も自分の家族のことなどいろいろオオカミ男に語っているようである。小此木啓吾はこの論文の解題（『フロイト著作集9』人文書院、一九八三年）のなかで「少くともウォルフマンからみた治療者フロイトはずい分打ちとけた距離のない話し方をしている。いやむしろ世の中に受け入れられない者同士として、共感すら分かち合っているように見える」と述べている。

オオカミ男は一九二六年鼻の吹出物が気になりフロイトに相談するが、フロイトはすでに口蓋癌を患っていたこともあって、彼をブランズウィックに回す。土居（『土居健郎選集3』岩波書店）によると、ブランズウィックは彼の状態がフロイトの口蓋癌に対する反応であり、転移感情と関係すると見抜き、彼がフロイトに対してもっていた一体感、自分はフロイトと特別な関係にあるという感情を徹底的に叩く。このため彼はブランズウィックとフロイトの双方に対し殺意にまで至る憎悪の念を抱くが、この憎悪はある晩、母親が壁にかけていた数々の聖画を床の上に放り出して粉々に砕くという夢を見てから消え失せたという。オオカミ男がこのような治療をしたブランズウィックに好意をもっていないのもあるいは当然かもしれない。

すでに述べたように、オオカミ男は「フロイトの患者」というアイデンティティを終生抜け出すことはできなかった。彼は戦争で故郷も身分も財産もそしていっさいの家族関係も失い、さらには妻テレーゼも自殺した。そして異国でひとり暮してきた。このあまりにも大きな喪失にもかかわらず、保険の仕事をして三十年間自活し、九十二歳までの長命を保った。それを支えてきたのがフロイトとの一体感であったとしたら、これを転移が解消していないと非難することは誰にもできないのではないかと私は思う。われわれは、フロイトがそのような支えになりうる人格の持主であったことに敬意を表すべきではないだろうか。

オオカミ男について長く書きすぎたが、私がフロイトの論文（とそれに関するその後の研究）をどう読んでいるかが読者に伝わればうれしい。

㈣　小説を読む

ここまでフロイトのことばかり書いてきたが、ここですこし趣向を変えて、私が小説をどう読んできたかを書いてみたい。若いころ愛読した漱石と五十歳を過ぎてから好きになった藤沢周平とについて、それぞれの作品のうち好きなもの二、三について述べる。

漱　石

『坊っちゃん』（『漱石全集第3巻』岩波書店、一九五六年）

漱石の作品ではじめて読んだのは『坊っちゃん』である。多分中学生のときだと思う。その後精神科医になって十年ほどした三十代なかばに読み、それから五十代になって読んだ。若いころ読んだ本を年を経てから読むと印象が変わるとはよく言われることだが、私にとって『坊っちゃん』ほど印象の変わった本はない。

中学生のとき読んだときには、坊っちゃんは快男児だと思った。東京を離れて遠いところの中学校に赴任した坊っちゃんが、同僚の数学教師山嵐といっしょに、卑劣なふる舞いをする教頭の赤シャツや赤シャツにおべっかばかり使っている野だに生卵をぶつけたり殴ったりしたあげく、さっさと学校をやめるところなど胸がすく思いがした。生一本で無鉄砲で正直者で実は情にもろいところがありそうな坊っちゃんが好きだった。

精神科医になって三十代なかばに読んだときには、坊っちゃんを痛快な快男児だとは思わなかった。坊っちゃんは見ようによっては甘えん坊で、ひとりよがりで、思い込みが激しく、短気で喧嘩っ早い。おまけに人と円滑な関係を結ぶことが困難で、仕事も長続きしない。清から三円借りているのに、清は自分の片破れだからと返そうとしないのも、なんだか虫のいい考えだと思った。土居健郎（『漱石の心的世界』至文堂、一九六九年）が、坊っちゃんは清に甘えていると論じているのを読んでなるほどとは思ったが、虫のいい奴だという思いは変わらなかった。坊っちゃんは実は社会適応の悪い困った人だ。本で読むにはよいが、これが友人や息子だったらさぞ困惑しただろう。なるべくならつき合いたくない人だと思った。その上、どうも被害関係妄想や幻聴らしきものがあり、それに対する病識もなさそうである。たとえば、中学に赴任して間もないころにこういうことがある。

清の事を考へながら、のつそつしていると、突然おれの頭の上で、数で云ったら三四十人もあろうか、二階が落っこちるほど、どん、どん、どんと拍子を取って床板を踏みならす音がした。すると足音に比例した大きな鬨の声が起った。おれは何事が持ち上がったのかと驚ろいて飛び起きた。飛び起きる途端に、ははあさっきの意趣返しに生徒があばれるのだなと気がついた。（中略）どうするか見ろと、寝巻の儘宿直部屋を飛び出して、楷子段を三股半に二階迄躍り上った。すると不思議な事に、今まで頭の上で、慥にどたばた暴れていたのが、急に静まり返って、人声どころか足音もしなくなった。これは妙だ。

これはたしかに幻聴のようである。ただし漱石はこれを事実として書いているので、坊っちゃんが幻聴に悩まされたと書いているわけではない。坊っちゃんももちろん幻聴だとは思っていない。せいぜい「これは妙だ」と思うだけである。これが幻聴かもしれないと思うのは、私が精神科医だからだろう。そう思ってみると、『猫』の苦沙弥にもやはり幻聴かと思われる体験がある。やはり精神科医の高橋正雄は、この二人の体験を次のように分析している（高橋正雄『漱石文学が物語るもの　神経衰弱者への畏敬と癒し』みすず書房、二〇〇九年）。

「すなわち、ここに描かれているのは、主人公の耳に突然、比較的近距離から、日頃敵対関係にある複数の近隣者が自分を非難嘲笑する声が聞えてくる。それに対して主人公は咄嗟に周囲の嫌がらせと判断して怒り、声の方向へ駆け出すが、行ってみるとそこには誰もおらず困惑する、という基本的には同一の構造の体験である。これが主人公のいささか果断すぎる反応様式を除けば、統合失調症者の語る幻聴体験にきわめて類似の体験であることは言うまでもなかろう」

たしかに統合失調症の患者を脅す声（幻聴）は、患者の目に見えぬ空間から聞こえてくる。

こんなふうに、精神科医になってから読んだときには、坊っちゃんは困った人で、DSM－Ⅳ（アメリカ精神医学会の『精神障害の診断と統計の手引』第4版）のパーソナリティ・ディスオーダーのどの類型に入るかは言いにくいが、かなり偏ったパーソナリティで、しかもどうも精神病的体験があるらしい人物ということになった。

五十代に入って読んだときには、というか今もこの印象が一番強いのだが、坊っちゃんは孤独なのだ、これは寂しい小説だと思った。

坊っちゃんは子どものころから幸福な家庭に育ったとは言えない。「おやぢは些《ちっ》ともおれを可愛がってくれなかった。母は兄許り贔屓にして居た」とあるし、その母も早くに死んでしまう。

母が死んでからは、おやぢと兄と三人で暮して居た。おやぢは何にもせぬ男で、人の顔さえ見れば貴様は駄目だ駄目だと口癖のように云っていた。（中略）兄は実業家になるとか云って頻りに英語を勉強していた。元来女の様な性分で、ずるいから、仲がよくなかった。

つまり坊っちゃんは父にも母にも愛されず、兄とも仲がよくなかった。その父が卒中で亡くなったとき、兄が家を売って財産を片付けて、自分は九州の会社の任地へ出立すると言う。

九州へ立つ二日前兄が下宿へ来て金を六百圓出して是を資本にして商賣をするなり、學資にして勉強をするなり、どうでも随意に使ふがいい、其代りあとは構はないと云った。(中略)二日立って新橋の停車場で分れたぎり兄にはその後一遍も逢はない。

六百円が現在のお金にしていくらぐらいになるかよくわからないが、坊っちゃんの中学教師の初任給が四十円だから、六百円は初任給の十五倍である。遺産の分配金としてはそれほど大金のようには思えない。その上「どうでも随意に使ふがいい、其代りあとは構はない」というのだから、なんだか手切れ金のような気がする。

坊っちゃんはこれを学資にして物理学校を卒業し、そのあと四国辺のある中学校に数学教師として赴任する。当時東京から四国へ赴任するのははるか辺境の地へ赴くといった感じであったろう。

中学校に赴任してからも、生徒からは馬鹿にされ、同僚ともよい関係がもてない。ただひとり友人らしいのは同じ数学教師の山嵐だが、その山嵐に対しても、赤シャツや野だの中傷に惑わされて不信に陥り、おごってもらった氷水代一銭五厘を突き返す。他人の中傷ですぐに信頼を失ってしまうようでは真の友人とは言えまい。その山嵐とも、東京に帰ったとき新橋で「すぐに分れたぎり今日迄逢ふ機會がない」とある。天涯孤独と言ってよい境遇である。坊っちゃんの帰りを喜んでくれたのはただひとり清だけである。坊っちゃんは月給二十五円の街鉄の技師になり、清と暮し始めるが、その清もじきに肺炎にかかって死んでしまう。清は死ぬ前に「坊っちゃん後生だから清が死んだら、坊っちゃんの御寺へ埋めて下さい。御墓のなかで坊っちゃんの来るのを楽しみに待って居ります」と言う。「だから清の墓は小日向の養源寺にある」という一行でこの小説は終る。寂しい終り方である。唯一の友人らしい人間であった山嵐とは別れ、たったひとり坊っちゃんを愛してくれた清は死に、坊っちゃんはひとりで生きてゆかねばならない。給料も教師であったときよりかなり少ない。愛する女性が現れる様子もない。ただひとり清が待ってくれているが、それはお墓のなかである。坊っちゃんはこれからどうやって生きてゆくのだろうと他人事《ひとごと》ながら心配になり、その寂しい人生に涙ぐみそうになる。

中学生のころの私は周囲となめらかな関係を作ることができず、うっ屈した気分だった。坊っちゃんと違って身長《なり》は大きかったが喧嘩は弱かった。教師に対しても本当に好きだったのは英語の先生だけで、ほかはなんとなく好きではなかった。坊っちゃんと同じように、教師という職業には偽善が伴うような気がしていた。そういう反発を行動に移すようなことはなく表面よい生徒になっていたが、そういう自分がいやだった。今ふり返ると、当時の私は教師だけでなく父にも反発していた。大げさに言えば、世界に対して不機嫌だったが、だからと言ってどうしたらよいかわからなかった。私と違って坊っちゃんは世間への反発をどんどん行動にあらわしてゆく。痛快だと思った。こんなふうに生きられたらいいなと思った。そんな坊っちゃんを清が無条件に愛しているところが、坊っちゃんにも味方がいるんだと思ってうれしかった。私も孤独だ孤独だと言いながら、無条件に愛してくれる人を求めていたのだと思う。

精神科医になり、中年にさしかかって読んだときには、坊っちゃんは困った人だと思った。世の中で生きてゆくためにはときには身を屈しなければならないときがある。それを受け入れるのがおとなになるということなのだ。自分をふり返るだけでなく、精神科医として多くの患者の語るところを聞いて、ようやくこのあたりまえのことに気がついてきた。坊っちゃんは清だけでなく世間に甘えている。おとなになりきれない困った人間だと思うようになった。

老年期にさしかかって読んだときには、坊っちゃんの孤独が身にしみた。私自身、子どもたちは家を離れ、心の底まで打ち明けられるような友人もない。仕事はむやみに忙しかったが、ときどきふと自分の人生はこんなふうに終ってしまうのかと妙にさびしくなった。青年期に孤独だ孤独だと言っていたが、あれは本当の孤独ではなかった。世の中に甘えていただけだと思うようになった。坊っちゃんには家族も友人もいない。私以上に孤独である。坊っちゃんはこれから中年、老年とどう生きてゆくのだろうと考えると、その寂しさが身にしみた。なんのことはない、読んだそのときどきの自分がそこに入りこんでいる。

内田樹（『最終講義　生き延びるための六講』技術評論社、二〇一一年）が「「テクストの中にあっていまだ語られざること」が開示されるのは読み手がそこに生身の自分を介在させたときだけである」と言っているが、私にもそういうことが起きていたのかと思う。漱石のなかにも多重の人格があってそれぞれの人格が語っている。それが重なり合って「倍音」となって、この小説を奥の深いものにしているのだろう。私の感じ方が変化したのは、それぞれの時期に漱石のなかのそれぞれの人格の声を聞きとったのであろう。

痛快な人物、困った人物、孤独な人物には共通するものがある。それは個人と組織の軋轢、組織に受け入れられない、あるいは組織に入ることを潔しとしない個人の運命のようなものである。坊っちゃんは家族という組織にも、学校という組織にも、世間という組織にも受け入れられない、入ってゆくことのできない人なのだ。そしてそういう人間は結局は孤独にならざるをえない。坊っちゃんには、組織、権威、体制といったものへの漱石の激しい反発が投影されているのだろう。漱石は帝国大学教授を約束されたエリートであることを捨てて「新聞屋」になった。文学博士を授与するという文部省に反発して博士号を辞退した。時の権力者西園寺公望からの招待をも「時鳥 厠半ばに 出かねたり」と出席を謝絶した。私は漱石のそういうふる舞いに惹かれている。痛快だと思う。しかし世の常識から言えば変わった人であろう。文部省から見れば困った人物であろう。そして漱石自身深い孤独を感じていたであろう。坊っちゃんも『それから』の代助も『門』の宗助も『こころ』の先生も『道草』の健三も皆孤独な人物である。漱石の心に深い孤独がなければこういう人物を造形することはできなかったであろう。

漱石は何人もの弟子たちから敬愛されていた。漱石も彼らに心を許し、深い愛情を感じていたことは、弟子たちへの書簡を読むとよくわかる。久米正雄と芥川龍之介への手紙など、あんな手紙をもらったら心が暖かくなり生きる勇気が湧くだろうと思う。深い孤独を経験した人にして、はじめて他者への本当の愛を感じることができるのであろう。

『三四郎』（『漱石全集第7巻』岩波書店、一九五六年）

これも好きな小説である。漱石の小説のなかではもっとも明るい、青春の匂いがする小説である。田舎の高等学校を卒業して東京の大学に入った三四郎が東京の新しい空気のなかで、同輩だの先輩だの先生だの若い女だのにふれて、さまざまに心を動かされ、すこしずつ成長してゆくように見える。そこにはいくばくかの幻滅も伴っている。全体に淡い哀愁がただよっていて、美禰子との別れで小説は終る。いかにも青春という感じがする。これはビルドゥングス・ロマンなのだと思って読んだ。

ところがこれを書くために読み返してみると、三四郎はそれほど成長したようには見えない。美禰子に翻弄されただけで、自分にふさわしい女性を獲得したわけではない。学問においても何事かを達成したわけではない。これはビルドゥングス・ロマンになろうとしてなりきれなかった小説なのだ。

漱石は国から英国留学を命じられ、英文学研究を志してロンドンに渡った。年譜によるとこのとき漱石は三十三歳であるが、英国出発の二年前には妻鏡子の精神不安定があり、前年には長女が誕生したばかりである。友人の正岡子規は病床にあり、英国に渡ってしまえば再会は期し難い状態であった。故国を去る漱石には多くの不安や心配があった。三十三歳は三四郎が東京に出てきた年齢よりは年長であろうが、故郷に家族を残し学問を志して都に出るという点では共通している。漱石は英国に着いてからも、クレイグ教授の個人教授を受けた以外はさしたる成果もないままに過ぎ、英国社会に入りこむことができず、ひとり下宿にとじこもっていた。英国人全体が自分を馬鹿にしているように感じ、「夏目狂せり」と言われるほどの神経衰弱になった。三十六歳で帰国してからも、必ずしも好きではない教師という職業につかざるをえなかった。こういう状況は漱石の気持を暗くしたであろう。『吾輩は猫である』や『坊っちゃん』といった小説は、内心のうっ屈を晴らそうとして書かれたのかもしれない。

漱石は四十歳で新聞社に入社し、小説家として出発する。同じ年に「三四郎」の連載が始まる。漱石は小説家としての出発にあたって、自分にはなかったが、しかしありえたかもしれない都での明るい青春を書いてみたかったのではないか。しかし結局のところ三四郎は大きく変化、成長したわけではない。自身の青春を必ずしも肯定的にふり返ることのできなかった漱石は、明るい青春を描き三四郎を成長させることに十分には成功しなかった。

漱石もこれでは中途半端だと思ったのではなかろうか。当時の読者もなんだか宙ぶらりんにされたようで、三四郎はこれからどうなるのだろうと思ったに違いない。

『それから』（『漱石全集第8巻』岩波書店、一九五六年）

そういうわけで、漱石は『それから』を書かざるをえなかったのだと思う。漱石自身も予告でこう言っている。

「色々な意味においてそれからである。「三四郎」には大学生の事を描いたが、此小説にはそれから先の事を書いたからそれからである。「三四郎」の主人公はあの通り単純であるが、此主人公はそれから後の男であるから此点に於ても、それからである。此主人公は最後に妙な運命に陥る。それから先何うなるかは書いてない。此意味に於ても亦それからである」

主人公の代助は父親から経済的援助を受けて、書生を置くような暮しをしながら、何一つ仕事をしない。仕事をしないのは自分が悪いわけではなく、世間が悪いからだと言う。父親からの再三にわたる結婚の促しにも、いつも言を左右して断ってしまう。三千代という、かつて友人の平岡に譲った女が好きだからだが、なかなか言い出せない。結局平岡にそれを話すが、平岡から、三千代は病気だからそれが治るまでは夫としての責任上君にわたすわけにはゆかないと言われ、会うことも禁じられる。あげく父親からの経済的援助も打ち切られ、やむなく仕事を探しに外へとび出すが、小説の最後は「代助は自分の頭が焼け盡きるまで電車に乗って行こうと決心した」とあるだけである。電車に乗っているだけでは仕事が見つかるはずもない。またたとえ見つかったとしても、代助がはたして働くかどうかは疑問である。代助はこれからどうなるのだろうと思うが、それから先は書いてない。頭が焼け尽くした代助は狂気に陥るのではないか、という不安を私の心に生じさせる。

代助は結局今までの生き方を変えることができないままで、小説は終ってしまう。経済的援助は打ち切られ、仕事は見つからず、三千代が得られるかどうかは不分明である。変化しなかった代助は絶望的な状況に追い込まれる。これは人間の不毛な反復をあらわに示す小説だと思う。漱石は人間はめったに変わるものではないと考えていたようである。人が何らかの苦難を乗り越えて変化し成長するということを、これを書いたときの漱石は信じていないのであろう。これこそ漱石の現代性だと私は思う。

突拍子もない連想かもしれないが、最近、精神分析家・藤山直樹の『落語の国の精神分析』(みすず書房、二〇一二年)という本を読んで感じるところがあったので、それを書いておく。

藤山は落語を滑稽噺と人情噺に分け、落語らしい落語、落語の本質を示すのは滑稽噺であると言う。滑稽噺に出てくる若旦那は親の財産を掠め取りながら、結局何の生産性を帯びることなく道楽を続けていく。立川談志が「落語は人間の業の肯定である」と言うのはこういう意味である。落語は人間の不毛性、反復性、「どうしようもなさ」をまざまざと具現するものだという。

ここで藤山は西洋のドラマに言及する。ドラマというものは基本的にある種の変化と解決をはらむものであり、観客はそれに立ち会うことでカタルシスを得る。そしてとくに近代劇においてはとりわけ主人公の内面的変化が強調されたという。ところが二十世紀になって、そのようなドラマツルギーをもっていない芝居が現れてきた。たとえばチェホフの『三人姉妹』の幕切れで、労働したことのない主人公の姉妹たちは「働きましょうよ」と連呼するのだが、藤山は、この人たちは働かないだろうな、おそらく彼女たちは変わらないだろうなと感じるという。『それから』の終りで、私が代助は働かないだろうなと感じるのとまったく同じである。そして第二次大戦後になってベケットが登場する。『ゴドーを待ちながら』は、何にも進展も変化も解決もない時間を現出させながら商業的成功をおさめた。いわゆる不条理演劇の登場である。藤山は落語の基本形は不条理演劇のように人間の不毛性、反復性、どうしようもなさを具現するものだという。藤山に従えば、落語の滑稽話はベケットの先駆者だということになる。

漱石の文章への落語の影響はつとに指摘されているようである。漱石は落語が好きでよく寄席に通っていたようだし、たしか何代目かの小さんと同時代に生きていることは幸せだとどこかに書いていた。私は落語に出てくる江戸っ子の語り口が漱石の文章に影響を与えたのだと思っていたが、藤山の本を読んでから、落語も漱石も人間の不毛な反復性を語っているのだと思うようになった。

たとえば『門』の終りのところで、御米が「本当に有難《ありがた》いわね。漸く事春になって」と言うが、宗助は「うん、然《しか》し又じき冬になるよ」と答える。『道草』の終りのところで健三は「世の中に片付くなんてものは殆んどありゃしない。一遍起った事は何時までも続くのさ。ただ色々な形に変るから、他《ひと》にも自分にも解らなくなるだけの事さ」と言う。自然や外界の出来事に仮託して語っているが、宗助も健三も（そして漱石も）人間はめったに変わるものではないと言っているのである。

藤沢周平

『用心棒日月抄』を読んで以来の藤沢周平のファンである。ついには大学の研究費で全集まで買いこんで、研究室の書棚におさめた。小説が研究費で買えるのかと不審に思われるかもしれないが、これにはわけがある。私の前任者がパトグラフィー（芸術家の作品と作家の人生とくに精神の病との関連を研究する学問）の専門家であり、川端康成全集をはじめ小説をたくさん買われていた。それで事務方も私が藤沢周平全集を買うのを異に思わなかったのであろう。ただ私はパトグラフィーの専門家ではないので、研究のために藤沢周平を読もうとしたわけではない。楽しみに読みたいと思っただけである。ただ大学の仕事は思いのほか忙しく、全集を読む時間はあまりなかった。それに全集のはじめの方に入っている初期の作品は暗いものが多く、楽しみに読むには適さないと途中で放り出した。そのうち大学を辞めることになり研究室を引き払うときに、全集は世話になった助手の女性（彼女もやはり藤沢ファンである）にさし上げたので、今手許には何冊かの単行本と文庫本しかない。藤沢周平には女性ファンが多いらしい。現実には居なくなった節を曲げない男に、そして男たちを支える健気な女たちに、女性読者が惹かれるのだろうか。

藤沢周平の小説は『用心棒日月抄』を転機に明るいものへと変わっていく。藤沢自身、それまでの小説には自身の鬱屈が流し込まれているが、このあたりから明るいものが書けるようになったとどこかに書いている。私がはじめて読んだのが『用心棒日月抄』だったのは幸運だったのだろう。このあとの作品をいくつか読んだが、なんといっても一番好きなのは『蟬しぐれ』と『三屋清左衛門残日録』なので、この二つの作品の感想から書いてみたい。

『蟬しぐれ』（文藝春秋、一九八八年）

北国の小藩の組屋敷で育った牧文四郎は剣術道場に通い、小和田逸平、島崎与之助という二人の親友を得る。そして近くにすむ娘ふくに淡い好意を抱く。藩主の世継ぎ争いで文四郎の父は処刑され、遺骸を引き取りに行った文四郎が重い荷車を引いていると、ふくがいっしょに車を引いてくれる。そのふくは江戸に召し出され、やがて藩主の側室お福さまとなり、文四郎には遠い人となる。文四郎は郷村出役となり、せつという女性を嫁にもらう。その後、藩内派閥争いのなかで里村家老の陰謀により危機に陥ったお福さまを、文四郎は剣をふるって救う。

小説のなかで文四郎は少年から青年へと成長してゆく。そこには友情があり、父の死があり、貧しい生活があり、剣の修業もあり、淡い恋もある。そして結婚もある。ビルドゥングス・ロマンと言ってよいであろう。

はじめて読んだとき、終章「蟬しぐれ」の冒頭に「二十年余の歳月が過ぎた」とあって、この章で小説が終るらしいと思ってなんだか残念だった。もっと続きを読みたかったからである。その前の章の末尾に「里村家老との抗争がようやく終わったのを感じた」とあったから、一段落はしたと思ったが、また次のストーリーが展開し、文四郎がさらに大きな男になってゆくのを期待していたからである。しかし、これは青年のビルドゥングス・ロマンなのだからここで終らざるをえないのであろう。

最終章で、今は助左衛門と名乗っている文四郎は、藩主の死後仏門に入るまえのお福さまと再会する。そこでお福さまは「文四郎さんの御子が私の子で、私の子供が文四郎さんの御子であるような道はなかったのでしょうか」と哀切なことばを言う。この作品を語る人がよく引用するところらしいので、ここでとり上げるのに気が引けるが、やはり引用せざるをえない。助左衛門は「それが出来なかったことを、それがし、生涯の悔いとしております」と言う。それから二人は抱き合う。

どのくらいの時がたったのだろう。お福さまがそっと助左衛門の身体を押しのけた。乱れた襟を掻きあつめて助左衛門に背をむけると、お福さまはしばらく声をしのんで泣いたが、やがて顔を上げて振りむいたときには微笑していた。

ありがとう文四郎さん、とお福さまは湿った声で言った。

「これで、思い残すことはありません」

お福さまは青春に訣別したのである。
お福さまを見送ったあと助左衛門は

――あの人の……。

白い胸など見なければよかったと思った。その記憶がうすらぐまでくるしむかも知れないという気がしたが、助左衛門の気持ちは一方で深く満たされてもいた。会って、今日の記憶が残ることになったのを、しあわせと思わねばなるまい。

そして耳を聾するばかりの蟬しぐれのなかを「馬腹を蹴って、助左衛門は熱い光の中に走り出た」。助左衛門もまたようやく青春に訣別したのである。

全篇のところどころで蟬の声がする。蟬は地上に出て数日で死ぬという。「やがて死ぬ　けしきは見えず　蟬の声」という芭蕉の句があったと思う。蟬の声には終末、死が暗示される。しかし蟬はやがて死ぬ様子など見せず鳴きしきる。

このときお福さまも助左衛門も四十代のはずである。人は青春に訣別するには四十代に入らなければならないのだろう。そして青春をまっすぐに生きてきた人だけが、おのれの青春をいとおしく思い、思い残すことはないと言うことができるのであろう。

これはこれで見事な終り方だと思うが、一つ気にかかることがある。文四郎の妻となった女性のことである。この女性せつは「色の浅黒い十人なみほどの容貌を持つ目立たない娘」で、文四郎は「母が気に入った嫁なら、それでかまわないと思っていた」とある。文四郎がせつを愛して嫁にもらったわけではない。「色の浅黒い」というのはお福さまの「白い胸」と対照的である。文四郎が里村家老の陰謀からお福さまを救い出そうと命がけでお福さまに会ったとき、こうして会うことを母には話していないと言う文四郎に、お福さまは「おせつさまにもですか」と問う。文四郎は黙っている。

せつは文四郎の胸に生きているのが自分ではなくお福さまであることを知っていたのではないか。知っていて口に出すことなく二十年余をともに暮した。心の奥の寂寥はいかばかりであったかと思うが、せつの心情はほとんど語られていない。そんなことまで書いていては小説がまとまらなくなってしまうのだろうか。もしこの小説の続篇が書かれるとすれば、中年になった助左衛門がせつとの間に真の愛情を育むことになればよいと思うが、それはまた別の小説になるのであろう。

もう一つこの小説で私が感じるのは、男同士の友情が見事に語られているということである。

文四郎には逸平と与之助という二人の友だちがいて、与之助は道場稽古には向いていないが学問の方で身を立てようとしている。その与之助を生意気で身のほど知らずだとして、何人かの男たちが河岸に連れ出して殴る。それを知った逸平と文四郎は男たちを追いかけ、「身のほどということを教えてやったのだ」という男たちに、「身のほどだと？　よし、それじゃこっちはそれを教えてもらった礼をしようじゃないか」と男たちに殴りかかり、二人と四人の無言の乱闘が始まる。男たちが走り去ったあと、倒れている文四郎をのぞきこんで「大丈夫か」という逸平に、文四郎は「与之助を見てくれ」と言い、逸平は「やつは大丈夫だ。起き上がった」と言う。こんなふうに、自分のために多勢に無勢の喧嘩をしてくれる友だちがあるのは、めったにないしあわせなことである。その後も三人の友情は続き、お福さま救出のときも逸平はもう一人の友人布瀬鶴之助とともに命がけで文四郎を助ける。

世評も高い小説だし、私も読み出したら途中でやめられなかった。ところが作者の藤沢は「新聞小説と私」（『ふるさとへ廻る六部は』新潮文庫、一九九五年）というエッセイのなかでこう言っている。

「『蟬しぐれ』は、一人の武家の少年が青年に成長して行く過程を、新聞小説らしく剣と友情、それに主人公の淡い恋愛感情をからめて書いてみたものだが、じつを言うとこれが苦痛で苦痛で仕方がなかった。何が苦痛かというと、書けども書けども小説がおもしろくならないのである。

会心の一回分などというものがまったくない。(中略)作者が退屈するほどだから、読者もさぞ退屈したことだろうと私は思った。連載中、もちろん一通のファンレターも来なかった」

これを読んだときはたいへん意外に思った。私は、作者自身充実した気持で書いていると感じていた。作者が自身の青春を肯定的にふり返ることができて、その結果としての現在に充実と満足を感じていなければビルドゥングス・ロマンなど書けるものではないと思うからである。自作についての作者の感じていることと世の評価とはまた別のことなのだと知った。しかしそのあと藤沢はこう続けている。

「ところが、である。一冊の本になってみると『蟬しぐれ』は人がそう言い、私自身もそう思うような少しは読みごたえのある小説になっていたのである。(中略)新聞小説というのはふしぎなおもしろい発表舞台だなあという感想を、いまも私は持っている」

私は新聞小説など書いたことがないので、毎日書く苦労はしたことがないが、かつて「臨床心理学」という雑誌に「精神療法家の仕事」というタイトルで隔月十二回にわたって連載したことがある。毎日と隔月では比べものにならないが、それでも私には毎回二十数枚の原稿を書くのが本当に苦痛で苦痛で仕方がなかった。何を書いてよいかがなかなか思い浮かばないし、なんとかテーマを決めて書き始めても、すでに書いたことの繰り返しになったり、なんだかあたりまえのことばかりになったり、これはろくなものにならないと思った。自分を藤沢周平と比べるのはおこがましいが、この藤沢のエッセイに励まされて、一冊の本になったらそれなりのものになることを願いつつ書いた。一冊の本（『精神療法家の仕事』金剛出版、二〇〇三年）になってみると、自分に満足できたわけではないが、好意的な書評をいただいたり、比較的多くの方に読んでいただくことができた。藤沢さんのエッセイに励まされて書いたので、藤沢さんに感謝している。

『三屋清左衛門残日録』（文藝春秋、一九八九年）

これも好きな小説である。

藩の用人であった清左衛門は、先代藩主の死去のあと息子に家督を譲って隠居し、相続にからむ一切の雑事から解放されて安堵するが、そのあと強い寂寥感に襲われる。清左衛門は若いころ中途半端になっていた学問と剣の修業のことを思い、埃をはらって経書を読み、むかし通った道場ものぞいてみようと思う。そんな清左衛門だが、意図しないままにさまざまな事件に出会い、藩の派閥抗争にもまきこまれる。

この小説でも男同士の友情が語られる。感傷に流れず、さっぱりとした、しかし底にあたたかいものが流れるような友情である。現実の友人同士にありうるような競争や仲たがいや羨望や裏切りはない。

やはり隠居している大塚平八が理由をはっきり言わずに頼みこむのを承知して、清左衛門は間島家老を紹介する。実は平八の総領平三郎が重大な失策を犯してかなりの処分を受けるはずのところだ、ということを平八は清左衛門に言わなかった。清左衛門はそれを聞かないまま彼を家老に紹介する。平八は家老に泣訴して息子の処分を軽いものにとどめてもらう。平八は清左衛門をいわばたばかったのだが、真相がわかっても清左衛門は平八に文句を言ったりはしない。御礼というよりお詫びのつもりらしく、平八からとどいた鱈を黙って喰う。清左衛門に頼みにきたとき、平八は平八でつるぎの刃わたりを演じたのだと思いあたったからである。

もう一人の友人、町奉行の佐伯熊太はときどき清左衛門をたずねてきて、清左衛門を事件に引き入れる。安富源太夫が腹を切ったときに女子の名前を口走った。その女子の身元を調べてほしいと大目付から指示を受けた熊太は清左衛門に探索を頼みにくる。


「いかにすべきかと、わしに相談があったから、わしは貴公を推薦した」

「だから、なぜそこにわしの名前が出るのかと聞いておる」

「源太夫は貴公と、紙漉町の道場で一緒だったそうではないか」

「たわけたことを。どこから聞きこんだか知らんが、源太夫と一緒だったというのはたったの半年ほどのことだ。ろくに口をきいたことのない間柄では、同門とは言えん」

「なに、たとえひと月でも同門は同門だ」

と佐伯は言った。

「その上、あの男とは釣り仲間だったとも聞いたぞ」

「釣り仲間……」

清左衛門は絶句して佐伯の顔を見た。

「またまた大げさな。たしかに小樽川の釣り場で二、三度顔をあわせたことはあるが、源太夫とは言葉もかわしてはおらんのだ」

「なに、中身などどうでもよい」

町奉行は乱暴なことを言った。

「要するに三屋の隠居が、腹を切った源太夫のことをあちこち聞きまわる名分が立てばよいのだ。二人はもと無外流の同門で、近ごろは釣り仲間だったとくれば、これはすこぶるりっぱな名目になる」

「無茶だ」


いかにも若いころからの友人同士らしい、ざっくばらんなやりとりであるが、底に深い信頼が流れている。結局清左衛門は引き受ける。ここのところを中野孝次（「藤沢作品と私、物悲しい慈悲の光」『藤沢周平のすべて』文藝春秋、一九九七年）がとり上げて、「藤沢周平はこういう男どおしのやりとりを描くことが本当にうまい。甘くなく辛口で、人間のたしかな心がそこにある。おかしみもある」と述べているが、まことにそのとおりである。

もう一箇所、これも中野孝次がとり上げているが、二人が小料理屋の涌井で酒を飲む場面がある。

「赤蕪もうまいが、この茗荷もうまいな」と町奉行の佐伯が言った。佐伯の鬢の毛が、いつの間にかかなり白くなっている。町奉行という職は心労が多いのだろう。

白髪がふえ、酔いに顔を染めている佐伯熊太を見ているうちに、清左衛門は酒がうまいわけがもうひとつあったことに気づく。気のおけない古い友人と飲む酒ほど、うまいものはない。

「今夜の酒はうまい」

清左衛門が言うと、佐伯は湯上げはたはたにのばしていた箸を置いて、不器用に銚子をつかむと清左衛門に酒をついだ。

中野孝次はここのところを「老年にさしかかった男と男との心の通わせ合いを、肴と酒を描くことで浮き出させる。友情を、いや老年の男どおしの幸福を描いて絶品というしかない」と言う。ここもまことにそのとおりと言うしかない。

清左衛門が卒中をわずらった平八を見舞う場面も印象深い。清左衛門が平八の家の近くまで来たときに、

こちらに背を向けて、杖をつきながらゆっくりゆっくり動いているのは平八だった。ひと足ごとに、平八の身体はいまにもころびそうに傾く。片方の足に、まったく力が入っていないのが見てとれた。身体が傾くと平八は全身の力を太い杖にこめる。そしてそろそろとべつの足を前に踏み出す。また身体が傾く。そういう動きを繰り返しているのだった。見ているだけで、辛くて汗ばむような眺めだった。（中略）

――そうか、平八。

いよいよ歩く練習をはじめたか、と清左衛門は思った。

人間はそうあるべきなのだろう。衰えて死がおとずれるそのときは、おのれをそれまで生かしめたすべてのものに感謝をささげて生を終ればよい。しかしいよいよ死ぬるそのときまでは、人間はあたえられた命をいとおしみ、力を尽して生き抜かねばならぬ、そのことを平八に教えてもらったと清左衛門は思っていた。

清左衛門は平八に言葉をかけることなくその場を離れる。ここで私は『蟬しぐれ』の終りで鳴

く蟬の声を思い出す。「やがて死ぬ　けしきは見えず　蟬の声」こんなふうに感じるのは、私自身が年老いて病をもつ身になったからだろうか。

清左衛門はこんなふうに友だちを見ることのできる人間である。平八はそういう友をもっている。老年になってそういう友だちがあるのはうらやましいことだ。

たしかに藤沢周平は男同士の友情を描くのがうまい。『蟬しぐれ』の文四郎、逸平、与之助、『三屋清左衛門残日録』の清左衛門、熊太、平八だけでなく、『用心棒日月抄』の青江又八郎、細谷源太夫にも男の純粋な友情がある。中野孝次も述べているが、私も藤沢には本当に心の底まで見せ合うような親しい友人がなかったのではないかと思う。エッセイを読んでもかつて自分が生徒であったときの先生や、教師であったときの教え子の話はよく出てくるが、友人はあまり出てこない。現実の友人が乏しかったゆえに、かえって友情を理想化することができたのではないかと思う。

平八の卒中をとり上げたので、藤沢周平が身体の病気をもつ人物についてどのように書いているかを別の小説からとり上げてみる。

「たそがれ清兵衛」（『たそがれ清兵衛』新潮社、一九八八年）

清兵衛の妻奈美は幼ないころ両親を失って孤児となった薄幸の女性である。清兵衛の妻となって、数年前に労咳にかかり、日に日に痩せてほとんど寝たきりになったので、食の世話や下の世話まで清兵衛がしてやっている。山の湯の湯治にゆかせてうまいものを喰わせてやれば病気は半分方治るというが、平藩士ではそんなことは思いもよらない。清兵衛はたそがれどきになると朋輩のさそいを断って家に帰り、妻の世話をしている。その清兵衛が、家老の一人から、専横を極める別の家老の上意討ちを命じられてその責を果たす。その褒章に清兵衛は妻の治療を求め、藩は奈美を湯治にゆかせ、藩の名医をさしむける。清兵衛は上意討ちを果たしてしばらくして、専横の家老のさしむけた刺客と斬り合いこれを倒す。そしてその帰り、清兵衛が湯治場のはずれにさしかかると、

村はずれの松の木の下に、女が一人立っている。じっとこちらを見たまま動かない、その白っぽい立ち姿が、妻女の奈美だとわかるまで、さほどにひまはかからなかった。

「ひとりで歩けたのか?」

「はい、そろそろと……」

妻女は明るい笑顔を見せた。その顔に艶がもどっている。では、行くかと言って、清兵衛は妻女の足に合わせ、そろそろと湯宿にもどる道をたどった。

奈美が回復にむかうところでこの小説は終る。藤沢周平の小説の中では病は回復するのである。

身体の病についてふれたので、心の病についても見ておこう。漱石の小説には主人公が精神病的な症状をもつことがよくあるが、藤沢周平の小説には、私が読んだ限りでは精神病は出てこない。変わり者、偏屈者、強欲な人間、権勢欲にとりつかれた人間、酷薄な人間、おべっか使いなどは出てくるが、われわれ普通の人間のなかにある性質を拡大あるいは戯画化したもので、人間存在のあり方が根底から変化してしまう精神病ではない。だから読者は藤沢周平の描く偏屈者に共感を抱くことができるし、ときには人間ってそういうものだよなというある種のなつかしさを感じることができる。

ただし藤沢周平の小説のなかにも広い意味で心の病にかかった人物がいないわけではない。『三屋清左衛門残日録』に戻って、藤沢周平が心の病をどのように描いているかを見てみよう。

まだ若かったころ清左衛門はある日、奥向きの奉行人を取締る老女から呼ばれて相談を受ける。松江というお側の女中が男にだまされて自害をはかった。相手は派手な女遊びで名を売っている若者で、権力者の縁につながる者なので、事を内密におさめるほかはない。松江は生きる気持の張りを失っている、これに正気を取りもどさせ、当屋敷にもどしてほしいと求められる。清左衛門が松江に会いにゆくと、松江は清左衛門を見ると床に起き上がって挨拶をしたものの、眼は清左衛門を通り越してべつのものを見ているようで、清左衛門が試みた二、三の質問にもまったく答えなかった。

松江は骨細な身体つきで、齢は十七と聞いたのに顔に少女の面影を宿している娘だった。そして首に巻いた白布が、よけいに少女めいた印象を強めていたが、その印象と一切の表情を失ったような白い顔がどこかでしっくりとつながっているようなのを、清左衛門はいささか無気味な思いで眺めたのだった。


清左衛門は数日松江のもとに様子を見に通ったが、変化は見えず、松江はひとこともしゃべらなかった。

松江は男に捨てられて虚脱状態に陥っている。心の病とは言えるであろうが、少女がそのような状況に置かれたらそうなっても無理はないと了解できる反応である。心因反応であって精神病ではない。

あるとき清左衛門はふと思いついて玄関わきの梅から手ごろな枝を二、三本庭師に手折らせて、松江へのみやげにした。それを見た松江にはじめて表情らしきもの、もの問いたげな色が動く。そしてその花包みを受けとってまじまじとひらきかけている花を眺め、つと顔を寄せて梅の香を吸う。それからうなだれて泣きはじめる。

その声を聞きながら清左衛門ははじめて、自分が村川助之丞（相手の男）を強く憎んでいることに気づいた。それはほとんど父親のような感情だったのである。

その後松江は屋敷にもどった。

十数年後に、今では奥の若年寄りになった松江が清左衛門を訪ねてくる。縁談があって帰国したという。松江は見違えるように太って貫禄がついているが、昔清左衛門が感じたかしこさ、気持のやさしさをそのまま持ち続けているようであった。ところがその縁談は、実は相手の男が松江のたくわえた金を目当てにもくろんだものであった。偶然それを知った清左衛門は松江にそれを告げる。松江は取り乱すことなく、かすかな微笑を含んだままそれを聞き、「どうやら一杯喰わされたようでございますね」と言って、その縁談を自分から断ると言う。「いらざるさし出口をしたようで、心ぐるしい気もする」という清左衛門に、松江は「いいえ、それは違います、三屋さま」と、どんなにありがたく思っているかと言葉を強める。そして持ってきた梅の枝を清左衛門にさし出す。「あとで活けてくださいませ。あのときからわたくし、梅の花が大層好きになりました」

かつて男に捨てられて虚脱状態に陥った少女は見事に成長したのである。

もうひとり、別の小説から心の病にかかった女性をとり上げる。

『秘太刀馬の骨』（文藝春秋、一九九二年）

その女性はこの小説の登場人物のひとり浅沼半十郎の妻である。藩内派閥抗争の一方の首領である家老が勢力拡大と保身のため、「馬の骨」と呼ばれる秘太刀の遣い手を見つけるために、甥の石橋銀次郎に矢野道場の高弟たち何人かと試合をさせる。半十郎は銀次郎を高弟たちに引き合わせる、いわば狂言回しの役どころだが、しだいに自身も派閥抗争にまきこまれてゆく。

半十郎の妻杉江は幼ない息子を病で失って以来気うつの病にかかり、しばしば実家に帰って、家の中がさびしくてならぬと言い、半十郎にも冷たい態度をとっている。小太刀を習っているにもかかわらず、娘が犬に嚙まれるのを防ぎもしない。医師にもかかっているが、なかなかよくならない。その杉江が、小説の終りに至って、回復する。

流れ者の浪人者がまだ二つになるまいと思われる商家の男の子をつかまえて、片手に抜き身の刀を振りかざして、十両や二十両の詫び金ではかんべんならぬとわめいている。その場に来合わせた杉江はその騒ぎの間黙って人質の男の子を見ていたが、やがてつきそっていた老僕に「伊助、木刀を」と言う。老僕はかかわり合ってはなりませぬと止めるが、杉江は木刀をとり、人を掻きわけて前に出ていき、あっけにとられている浪人者の肩を打ち、浪人者は逃げ去る。杉江は「ずい分手間どりました。さあ、はやく帰って旦那さまのお夜食を支度せぬと……」とやわらかい声で言う。

その夜半十郎が帰ってくると、玄関の前に老僕が待っていて半十郎にこう言う。

> やつがれの前に、奥さまはむかしのままのお姿で立っておられました。はい、ご病気がお直りになったのだと思いました。
>
> 下僕風情がこんなことを申しますと、旦那さまのお叱りをうけるかも知れませんが、奥さまはさきほどの結城屋の子に亡くなられたお子さまの面影を見、その子をご自分の力で危難から助け出されたことで、お気持が救われたのではがんしね（ない）でしょうか。（中略）
>
> 旦那さま、奥さまはもうご病人ではござりませぬ。お屋敷に入れば、すぐにそのことがおわかりになりましょう。

ここでこの小説は終る。

半十郎の妻杉江は幼ない息子を亡くしてうつ状態に陥り、それが長引いていたのであろう。精神医学用語で言えば、喪の仕事が遷延していたのである。これも心の病ではあるが、わが子を失った母親には起こりうることで、精神病ではない。

私は精神科医として、子どもを亡くした親の悲しみに何度か立ち会ってきた。親の悲しみは深い。親は、あのときもっと早く気づいてやればよかった、ああしてやればよかったなどと子どもの死に何らかの責任を感じて自分を責める。あるいは子どもを救うことができなかった医師を責める。医師が力を尽くしてくれたことは頭では十分承知していながら、責めずにはいられないのである。その親が悲しみから立ち直ってゆくときに、しばしば何かを救うということが生じる。ある親は枯れかけたランの花を生き返らせようとし、またある親は亡くなった子どもと同じ病をもつ人をなんとか助けようとし、またある親は子どもの友だちの勉強を見てやることでその子を育もうとする。そしてそのことによって、子どもを失った悲しみから立ち直る。そういう喪の仕事の過程をこの老僕の言葉は実によく伝えている。

藤沢周平の小説には、病からの回復というテーマがメインテーマではないにせよサブテーマとして語られていることがある。そして病人はいずれも回復する、あるいは回復にむかって歩み始める。そういうところで小説が終る。藤沢周平は人間には回復の能力が与えられていると信じているのであろう。あるいは少なくともそう信じようとしてきたのであろう。

藤沢周平は若くして結核にかかり、何年か療養生活を送らねばならず、そのために教師の職も失った。その後文学を志しながら、業界誌の記者として十数年を暮らした。その上最初の妻を若くして失った。その妻を失ったときの悲しみを藤沢は、当時離婚したばかりの井上ひさしに次のように語っている（井上ひさし「周平さんと私、塩引きの鮭」『藤沢周平のすべて』文藝春秋、一九九七年）。

「生き別れは、まだしあわせなのではないでしょうかね。今となっては死別でなかったことに感謝なさったらいいと思いますよ。死別の悲しみはあとを引きますからね」

私はあまり読んでいないのだが、井上ひさしによると「初期の藤沢作品では、主人公と心を許し合った女性が、主人公より先に死ぬ、あるいは殺されるという物語構造が実にしばしば見られ、そのことが読者に「還らない時間」の悲劇的な重みを切なく訴えかけて来、それが藤沢作品の魅力の一つにもなっているのが、あれはつまり「実録」だったのだと、そう納得したことを覚えている」とある。

しかし後期の作品では、主人公に心を許す女性は死にはしない。別れるだけである。『用心棒日月抄』の佐知は国元に帰る又八郎と別れはするが、いずれ同じ国元の明善院という尼寺の門主になるらしい。晩年の又八郎と佐知がそこで再会するかもしれない。『蟬しぐれ』の文四郎と仏門に入るお福さまは二度と会うことはなかろうが、二人とも満たされた思い出を抱いて生きていくことができる。

『三屋清左衛門残日録』にも清左衛門にひそかに思いを寄せる女性が出てくる。小料理屋涌井のおかみ、みさである。清左衛門の老いた身体がおぼえている快楽《けらく》の記憶がある。清左衛門は大雪の夜、涌井に泊って夢に似た一夜を過ごす。その夜、白くやわらかいものが清左衛門の寝ているところにそっと入りこんでくる。凍えてこの女子にあたためてもらったのだと思っていたが、どうもそれだけでなかったらしいと清左衛門は思う。佐伯熊太と酒を飲んだ清左衛門が涌井の店を出ると、みさがついて出てきて、母が年寄ったこともあって、店は人に頼んで生まれ故郷に帰ると言う。そして、つと清左衛門に身を寄せて、「ちょっとだけわたくしを抱いてくださいませんか」と言う。

「こうか」

ためらいなく清左衛門はみさの肩を引き寄せて抱きかかえてやった。おどろくほど、熱い身体だった。みさはじっと目を閉じていたが、ひと声喘ぐ声を洩らすと、清左衛門の胸に顔をうずめた。

肩を顫わせて、みさは静かに泣いている。清左衛門は泣くままにさせた。長い刻が過ぎた。

それからみさは「ごめんなさい」と身体をはなし、すばやく袂で顔を押しぬぐい、清左衛門に笑いかける。二人きりでお別れを言いたかったのですというみさを送って、清左衛門は今来た道を並んでもどる。

花房町の入口までもどると、清左衛門の肩に手をかけてここでけっこうです、ありがとうございましたと言った。行きかけてから、みさはもう一度振りむいた。

「これで、思い残すことはありません」

「これで、思い残すことはありません」

文四郎との別れに際してお福さまも同じ言葉を言う。藤沢周平はおそらく意識してこの二人に同じ言葉を語らせたのだろう。年譜を見ると、『蟬しぐれ』と『三屋清左衛門残日録』はほぼ同じ時期に発表されている。実際にいつ書かれたのか本当のところは私にはわからないのだが、少なくとも活字になった時期はごく近い。青年期と老年期という人生の二つの時期をほぼ同じころに書き終えて、藤沢周平は人間の人生を描く作家としての自分の仕事にある満足を感じたのではなかろうか。このとき藤沢周平はまだ五十代の終りであるから、この二作品が自身の白鳥の歌だとは思わなかったであろう。事実これ以後も多くのよい作品を書いているが、私にはこの二作に勝るものはないように思う。この二作品の完成度の高さが私にそう確信させる。書き終えた藤沢が「これで、思い残すことはない」と思ったとしても不思議はないと私は思う。

　お福さまとみさが同じ言葉を語ることについては、すでに向井敏（『海坂藩の侍たち　藤沢周平と時代小説』文藝春秋、一九九四年）が注目し、「同じ時期に書かれた二つの長編の幕を閉じるに当って、こんなにも同じ情景が描かれ、同じ言葉が語られたのは偶然とは思いにくい。作者はたぶん意識的に、同じ場面を配したのだろう。二つの長編が一対の作品であることを示す割印のようなものとして」と述べている。

　ここで思い出したことを追加しておきたい。『用心棒日月抄』ははじめは一作で完結するつもりであったらしいが、「編集者にそそのかされて」（つまり読者の支持が大きくて）続編三編が書かれた。『孤剣』『刺客』『凶刃』の三つである。一作目で脱藩して江戸を出た主人公青江又八郎に切りかかった女忍者佐知は、自らの短剣で傷ついた又八郎に一命を救われる。二作目以降、又八郎は再び江戸に出て藩の危機を救うべく働くが、佐知は又八郎を助けて共に働く。二人の間には、男同士であれば友情（戦友）といってよいような感情が流れるが、そこにしだいに男と女の情愛が入りこんでくる。

　三作目の『刺客』（新潮社、一九八三年）の「あとがき」で藤沢周平はこう言う。

「小説は終っても作中人物に対する親しみは残っていて、ある日ふと、この小説には後日談があるかも知れない、などという妄想が浮かんできたりする。後日談であるその小説は陰の組の解体をタテ糸に、中年になった又八郎と佐知の再会と真の別離をヨコ糸にする長い物語になるだろう」

そしてそれから八年後に、四作目の『凶刃』が書かれた。今度は浪人としてではなく馬廻り組頭取として四度目の江戸に出てきた又八郎は、藩に危機をもたらす秘密を探るべく佐知とともに江戸の町を歩く。そのとき佐知は言う。

「今日のように、おそばに随って明るい町中を歩くなどということはこの先もう二度とございますまい。でも、これで本望です。思い残すことはございません」

藤沢周平自身、用人棒日月抄のシリーズをこういう形で終えることに、これで思い残すことはないと思ったのであろう。ただし、登場人物に対する藤沢周平の親愛の情は深く、この小説でも又八郎と佐知は真の別離に至るわけではない。すでにふれたように、佐知はいずれ文四郎と同じ国元の寺の庵主となるので、二人の再会が暗示されている。藤沢周平は愛し合う男と女に真の別離を与えたくなかったのであろう。

最近出版された笠沢信による『藤沢周平伝』（白水社、二〇一三年）によると、藤沢周平自身が死に備えて書いた「書き遺すこと」という原稿用紙五枚ほどの文章があるという。その末尾に妻和子に対して「小説を書くようになってから、私はわがままを言って、身辺のことをすべて和子にやってもらった（中略）、そのおかげで病身にもかかわらず、人のこころに残るような小説も書け、賞ももらい、満ち足りた晩年を送ることができた。思い残すことはない。ありがとう」とある。

藤沢周平は作家としても人間としても満ち足りた晩年を送ることができたのであろう。

藤沢周平が好きなので、思いのたけをつい書いてしまった。もちろん、全集を隅から隅まで読んで研究したわけでもない、一ファンの散漫な読者の印象だから、見落しや誤解もあるであろうが御容赦いただきたい。

ここで私が藤沢周平をなぜ好きなのか、もう一度ふり返ってみたい。

藤沢周平が好きなのはもちろんまずその小説がおもしろいからである。第一、主人公の行動が小気味よい。しかもその主人公が権力の側にいるのではなく、多くは下級武士で権力から遠い、いわば社会の辺縁に生きている。そのふだんは目立たない男が、実は剣の達人で悪家老を倒したり、藩の危急を救ったりする。なんだか権力を見返したようで胸がすっとする。しかも剣の達人とは言え、不敗の超人ではなく、敗れることも傷つくこともある普通の人間である。その普通の人間が危機に際して見事な働きをする。超人には同一化しにくいが、こういう主人公には同一化できる。まるで自分が剣をふるって藩の危機を救ったような気になれる。その上、そういう男たちを愛し支える女たちが内に勁さを秘めつつ実にやさしく健気で、しかも控え目である。こんなガールフレンドがいたらいいなと思う。われながら実に単純素朴な読者だと思うが、小説を本当に楽しむには単純素朴が一番よい。

それになんと言っても、文章の質がよい。どう質がよいかを説明するのはむずかしいが、端正で節度があってリズムがある。日本の風景を描く自然描写など実に美しい。藤沢の作品だけを読んでいるとわからぬが、凡百の他の作家の作品と読み比べると、藤沢の文章の美しさが際立っているのがわかる。

そしてもう一つの理由は、その語るところが人間の行動だからである。くだくだしく心理を分析したりはしない。『蟬しぐれ』でも『残日録』でも、そこで語られるのは男の行動である。先に引用したところだが、お福さまと最後に会ったあと助左衛門は「その記憶がうすらぐまでくるしむかも知れないという気がしたが、助左衛門の気持ちは一方で深く満たされてもいた。会って、今日の記憶が残ることになったのを、しあわせと思わねばなるまい」と思い、馬腹を蹴って、熱い光の中に走り出る。ここには未練も葛藤もない。清冽な断念があるだけである。

精神科医とりわけ精神分析的な精神療法家として、私はずっと人間の内面と心理に、とりわけ未練や葛藤に関心をもってきた。内面と心理はたしかに探究に値するもので、人間を知るために欠くべからざるものだと思うが、ときにはその探究に倦むことがある。いろいろ心の内は語るけれども、なかなか一歩を踏み出して行動することのない人たちに日々会っていると、自分もそうなのでその分よけいにいらだちを感じることもある。人間が本当に自己をあらわすのは、内面の告白ではなく行動なのだ。心理が先にあってそのあとに行動があるのではない。そしてなにゆえにそういう行動に至ったかは、本当に底の底のところでは本人にもわからぬものなのだ。心理は行動を、あるいはなにも行動しないことを説明し、合理化し、自ら納得できるものにするためにあとから現れる。そしてその人がどう行動したかということだけが、彼がどういう人格の持主であったかを示すのである。藤沢周平はその行動を描くことで、彼（彼女）がどんな人間であるかを描き切っている。

好きなのにはもう一つ理由があって、それは藤沢周平がものを書き始めたのが四十歳近くになってからということである。年譜を見ると、藤沢が「オール讀物」新人賞に投稿を始めたのは三十七歳のときであり、何度も予選は通過するが受賞には至らず、『溟い海』で新人賞を受賞するのは四十四歳のときである。そのときの受賞の言葉に

「今度の応募は多少追いつめられた気持ちがあった。その気持ちの反動分だけ、喜びは深いものとなった。ものを書く作業は孤独だが、そのうえ、どの程度のものを書いているか、自分で測り難いとき、孤独感はとりわけ深い」

とある。人間を描くには孤独と、四十歳になることが必要なのかもしれない。

フロイトが精神分析の最初の著書『ヒステリー研究』を著したのは三十九歳のときである。そ

れ以前のフロイトは精神科医というより神経内科医であり、その方面の業績はあったが、精神分析について書き始めたのはほぼ四十歳のときである。

漱石も若いころから俳句を作り、漢詩を書き、専門の英文学の論文も書いていたが、小説を書き始めたのは三十九歳のときである。漱石は四十九歳で亡くなっているから、あの膨大な作品群はほとんどすべて四十代に書かれたのである。

精神科医ですぐれた青年期論を書いた笠原嘉の『青年期 精神病理学から』(中公新書、一九七七年)も四十歳をすこし過ぎたころに書かれた。青年期は人間のさまざまな欲望が頭をもたげてくるときであり、異性とのかかわりが始まるときであり、生きることの意味への問が始まるときである。つまり人間が真に人間らしくなってくる時期である。人間について書くには、そういう人間性を自分の内に認め、許容し、しかもそれからある距離をとることができる四十代になってはじめて可能になるのであろう。

これらの人たちと比べるのはおそれ多いが、私も二十代、三十代にはほとんど論文が書けなかった。論文らしい論文をはじめて書いたのは三十七歳のときであり、はじめて書いた小冊子(『精神療法の第一歩』診療新社、一九八一年)が出版されたのは四十歳のときである。二十代、三十代になかなか論文が書けない言い訳に、フロイトも漱石も四十歳くらいになってから書き始めたのだからと自分を慰めていたことを思い出す。そして五十代に入ってから好きになった藤沢周平にもやはり四十歳を過ぎてからの作品が多いと知って、なんだかうれしかった。

藤沢周平を好きな理由はまだある。碁が好きなこと、演歌の好きなこと、なんだかひっそりと生きたこと。この三つの理由で藤沢さんが好きなのは、私自身もそうだからである。タバコ好きなところは違うけれども、晩年禁煙したようだから、これは目をつぶることにしよう。

(五)　エッセイを読む

私が読んできたエッセイの著者は、小林秀雄、福原麟太郎、吉田健一、阿川弘之、丸谷才一などである。ここでは最近一番読んでいる丸谷才一のエッセイについて感想を述べる。

丸谷才一には英文学の知識を惜しげもなく披露し、しかもそこに何か謎を見出してそれを説き明かしてゆくといった知的なエッセイがある。もうすこし軽い、ちょっとしたエピソードを扱ったものもあれば、自身のした挨拶をいくつか集めたものもある。いずれもおもしろい。世界にはそういうことがあるのかとたくさんのことを教えられるし、知的刺激も受ける。良質のユーモアとウィットもあって楽しみながら勉強になる。丸谷自身も楽しみながら書いているように見える。

また文章がしゃれている。イギリス文学に学び、一方日本の古典を愛し、小説やエッセイを書き、『文章読本』という著書もある文章の専門家なのだから、文章がうまいなどと褒めてはかえって失礼かもしれないが、読んでいてリズムがある。次はどうなるのだろうと、読者を先へ先へと引っ張ってゆく力がある。旧仮名遣いで書いてあるのだが、新仮名遣いの教育を受けた私にも何の抵抗もなく読める。

私は文章の専門家ではないので、丸谷の文章のどこがしゃれているかを分析して述べることができないのが残念だが、ひとつ気がついていることは、文章をフォーマルとカジュアルとに分けるとすると、丸谷の文章には両者が混在している。フォーマルな文章かと思って読んでいると、ぱっとカジュアルな表現が出てくる。「である」調と「です、ます」調も混在する。しかしそれが違和感を感じさせず見事に融合していて、自由で明るい雰囲気をかもしだしている。

もうひとつ気がついていることは、文末の処理が多彩なことである。「である」もあり「です」もあり、体言止めもあり、ときどき「～かしら」というのもある。私はこの真似をしようと思い、ある論文に「～かしら」と書いたら、編集者に「～であろうか」と直されてしまった。芸が未熟で、そこだけ浮いてしまっていたのだろう。

自分が文章を書く上でもっとも参考になったのは、これはエッセイと言ってよいかどうかわからぬが、『思考のレッスン』（文藝春秋、一九九九年）である。「本を読むコツ」「考えるコツ」「書き方のコツ」といった章には大いに教えられた。「思考の準備」というところに「ホームグラウンドを持とう」という提言がある。なにかものを考えるときに、自分の専門とする領域、専門でなくてもっとも親しんでいる領域と比較してみることで対象をより深く理解することができるという趣旨のことが書いてある。なるほどと思った。私は今まで、なにか本を読んだとき、そこに書いてあることを自分の専門の領域である精神療法とひきくらべることがよくあり、それを「我田に引水する」と称していた。本書でも何度もそうしている。「我田に引水する」と「ホームグラウンドを持とう」とはまあ同じようなことを言っていると思うが、「ホームグラウンドを持とう」の方が今風でしゃれている。

「考えるコツ」のところに「謎を見出しそれを明確化し意識化する」「仮説を立てる」とある。精神療法家は患者と接するときつねにそういうことをしている。土居健郎も、治療者にとって大切なことは、わからないところが見えてくることだと言っている（『方法としての面接 臨床家のために』医学書院、一九七七年）。分析家の言う「解釈」とは、分析家が患者のなかに見出した謎に仮の説明をつけることである。患者の言動がなぜそんなふうになるのか謎だったところに、患者の過去の体験や内的世界を踏まえて、その言動の由来と意味についての仮説を提示することである。仮説を作るには直観と想像力がいる。とくに、一見似ているようには見えないもののなかに共通するものを見つけ出すことが、分析的精神療法をする上でもっとも重要な能力である。丸谷の言葉を借りれば「多様なものの中にある共通する型を発見する能力」と言ってよい。患者の過去の対象関係と、現在の対象関係と、そして今ここでの治療者との関係のなかにある共通するパターンを発見し、それを患者に告げることが治療者の重要な仕事である。

丸谷才一は二〇一二年十月に亡くなった。もう丸谷の新作を読むことができないのは残念なことである。何年か前に小林秀雄が亡くなったときにも本当にさびしい思いがした。小林秀雄が読めなくなることは、自分の人生がなんだか薄っぺらなものになるような気がした。丸谷才一が読めなくなることは、人生の貴重な楽しみが消えてしまうような気がする。

丸谷才一は小林秀雄が好きでないらしいが、私は二人とも好きである。二人になにか共通のものがあるのか、それとも二人の作品がそれぞれ私のなかにある何ものかを（それは別のものであるらしいが）、刺激するのか、まだ私にはわからない。

小林秀雄の文章からは人生への真剣で誠実な、そしてすこしばかり緊張した姿勢が感じられる。小林秀雄はいつも今よりはよい自分になろうと、まだ実現していない内なる可能性を実現しようと努めている。しかも禁欲的である。書いたものにはエロスを直接扱った文章はない。小林は若いころ、年若い友人中原中也の恋人を奪い、そして彼女との生活に傷ついて家を出て帰らなかった。そういう激しい恋愛と挫折を経験したにもかかわらず、そのことに直接ふれた文章はない。もちろん暗にそれを示唆したものはある。たとえば、「女は俺の成熟する場所だった。書物に傍点をほどこしてこの世を理解して行こうとする俺の小癪な夢を一挙に破ってくれた」とか、中原中也の追悼のために書かれた詩の一節「ああ　死んだ中原　僕にどんなお別れの言葉が言えようか君に取返しのつかぬ事をしてしまったあの日から 僕は君を慰める一切の言葉を失った」という文章とかに、小林の痛切な経験がわずかに垣間見えるだけである。

丸谷才一が真剣で誠実でないというのではない。遊ぶにも真剣に遊んでいる。ただ丸谷にはあるゆとりが感じられる。小林の文章からはつねに現在の自分を乗り越えようとする意志、ときには焦燥とも言えるものが感じられるのに対し、丸谷は現在の自分に自足し、そこから自信をもって世界を眺めている。個人的なことを語るわけではないがエロスへの関心は小説にもエッセイにもさまざまなヴァリエーションで色濃くあらわれていて、ストイックというよりエピキュリアン的だと思う。こういうことからなんとなく思うことは、小林秀雄は青年期的であり、丸谷才一は中年期的だということである。しかしこれも、私が小林秀雄を青年期に読み、丸谷才一を中年期以後に読んだせいかもしれない。それぞれの時期の自分を対象のなかに見出しているだけかもしれない。

(六) インタヴューを読む

インタヴューや聞き書きあるいは対談を読むのも好きである。今まで読んだもののうち心に残っているのは、今思い出す限り、エッカーマンの『ゲーテとの対話』、フロイトのところでとり上げたオブホルツァーによる『W氏との対話』、浜美雪による『師匠話』（落語の弟子何人かに各々の師匠を語らせたもの）、尾崎真理子による『大江健三郎 作家自身を語る』、小澤征爾と村上春樹の共著となっている『小澤征爾さんと、音楽について話をする』などである。

インタヴューの本が魅力あるものになるかどうかは、もちろんインタヴューの対象となる人物すなわちインタヴュイーの魅力によるが、それと同じくらい、あるいはそれ以上にインタヴュアーの力量による。

私が思うに、すぐれたインタヴュアーたる第一の条件は、インタヴューに先立ってインタヴュイーについて十分な予備知識をもつことである。インタヴュアーはインタヴュイーに会う前にその人物について情報を集め、著書があればそれを読み、その人がどういう世界に住み、どういう人生を送ってきたか、そしてどういう仕事をしてきたかを知る。つまりインタヴュイーに会う前にすでにインタヴュイーと親しくなり、インタヴュイーと内的な対話をする。

しかし、インタヴューをするときには、こういう予備知識に縛られないことが大切である。十分に予習はするが、それはいったん忘れて白紙の状態でインタヴュイーと向かい合い、インタヴュイーの語るところに虚心に耳を傾ける。インタヴュアーが予備知識にとらわれていると、その予備知識を確認するだけの質問が多くなり、結局インタヴュアーが心の中ですでに作り上げていたインタヴュイー像をインタヴュイーのなかに見出すだけになる。

第二の条件は、インタヴュイーに対する敬意そして愛をもつことである。その人に敬意を払い愛するがゆえに、その人をもっとよく知りたい、深く理解したいという気持が生じる。こういう敬意あるいは傾倒をもっとも強く感じるのは、『ゲーテとの対話』（山下肇訳、岩波文庫）におけるエッカーマンのゲーテに対する態度である。本当に傾倒することによってはじめて対象の偉大さにふれ、そしてさらにそれを引き出すことができることをこの本はよく示している。

第三の条件は、インタヴュイーのなかに今までの予習ではつかまえられなかったこと、すぐにはわからないところ、つまり謎を見出す能力をもつことである。インタヴュイーをもっと深く理解しようとすればするほど、インタヴュイーについて未知のところ、まだ十分には理解できないところが見えてきて、ぜひそこをわかりたいという気持になる。そういうインタヴュアーに出会うことによって、インタヴュイーは自身をひらくことができ、それまで自分でも知らなかった自分自身を発見することができる。

すぐれたインタヴュアーの仕事としてさきほどあげた何冊かの本のなかで、一番最近読んだ『小澤征爾さんと、音楽について話をする』（新潮社、二〇一一年）についての感想を書いておきたい。

私が驚いたのはインタヴュアーの作家・村上春樹さんのクラシック音楽についての造詣の深さ

であり、その音楽の聴き方の深さである。もちろん小澤さんについてもよく知っている。小澤さんの若いころ、中年のころ、老年になってからで小澤さんの指揮する音楽の性質が同じ曲でも変化していることを、実に鋭く聴きとっている。その深さは小澤さんですら「彼はただ音楽好きなだけではなく、よく識っている。（中略）ぼくが知らないこともたくさん知っているので、びっくりする」と言っているほどである。

さらに小澤さんは「あなたにこうして話していて、それで気がついたんだけれど」とか、「そういうふうに考えたことが今までなかった」とか、「なんだかわからないけど、すごく正直にコトバが出て来た」と言う。こういう言葉は、すこしずつ形を変えて、小澤さんの口から何度も出てくる。つまり村上さんと出会うことで小澤さんが自己をひらくことができ、村上さんと出会わなければ自分にも未知であった自己を発見しているのである。

村上さんもこう言っている。

「僕がそこに聴き取ろうと努めたのは、もちろん小澤さんの側の心の響きである。かたちとしては僕がインタヴュアーであり、小澤さんはインタヴュイーであったわけだから。でも同時に僕がそこで聴き取るのは、往々にして僕自身の内なる心の響きでもあった。その響きはある時には僕がこれまで「これはたしかに自分のものだ」と自覚してきたものでもあったし、またある時には「へえ、こんな響き方が自分の中にあったのか」と驚かされるものでもあった。つまり僕はそれらの対話を通して、小澤さんという人間を発見しながら、それと同時に、一種の共振性の中で、僕自身の姿をも少しずつ発見していったということにもなるかもしれない。それは、言うまでもないことだが、興味深い作業だった」

これはまさに精神療法家が患者との面接のなかで感じることそのものである。私自身患者とかかわりながら少しずつ自分を発見してきた。それは興味深い作業ではあったが、同時にかなり辛い作業でもあった。そのことを語ればおそらく長い話になるであろうし、フロイトほど率直になる自信はないので、ここではふれないが、精神療法家として成熟するためには必ず通り抜けなければならないことである。

そうそう、この本でひとつ私がうれしかったことは、マエストロ小澤が森進一と藤圭子が好きなことがわかったことだ。「森進一の「港町ブルース」とか、藤圭子の「夢は夜ひらく」とかね、カセットで持っていて、ボストンとタングルウッドのあいだを運転するときによくそれを聴いていました」とある。さらに「山本直純さんが持っていた「オーケストラがやってきた」というレギュラー番組がありまして、それにゲストで出ろって言われて、「森進一さんが出るなら」って言ったら、ほんとに森さんが来てくれたんです。で、僕がオーケストラで彼の曲に伴奏をつけたんです。一曲だけで、出来はあんまりよくなかったかもしれないけど」とある。ぜひ聴きたかった。ところがこれにある有名な小説家が、クラシック音楽がわかるからといって、それで演歌がわかるわけじゃないと文句をつけたという。小澤さんはこれに対して、演歌は日本人にだけ歌えて、日本人にだけわかる音楽だとは思わない。きちんと譜面に書けば、演歌なんてこれまで一度も聴いたことのない、たとえばカメルーンの音楽家にもちゃんと歌える、と反論している。こういうおそらく村上さんにとってすこし意外な話をきくとき、村上さんは、はあ、はあと相づちを打っているが、これが感嘆したような、すこしあきれたような感じを伝えて実に適切である。精神療法家の相づちも重要な介入と思っている私には大いに参考になった。

余計なことかもしれないがついでにつけ加えると、『大江健三郎 作家自身を語る』（新潮社、二〇〇七年）で大江さんは美空ひばりを「尊敬する同時代者」と呼んでいる。

演歌が好きだということは、ときにインテリが自らがインテリであることを照れて言うことがあると思うが、小澤さんも大江さんもそういう照れ隠しではなく、本当に好きで敬意を払っているのがわかる。演歌が好きな私にはうれしいことだった。

余計なことまで書いてしまったが、インタヴュアーは精神療法家と重なってくる。

精神療法家は患者とはじめて会うとき、その患者について予備知識をもっているわけではない。しかし面接を重ねるうちに、その患者の病についてだけでなく、そのパーソナリティについて、人生について知るようになる。患者としてわれわれの前に現れる人は病に苦しみ、その人生は多くは苦難に満ちたものである。その苦難を少しずつ知るにつれて、それにもかかわらず生きてきた患者に対して敬意の念が生じる。こういう敬意がまったく生じないところでは精神療法などやれるものではない。自分の仕事の価値が信じられなくなるから。

ひとつ大切なことは、患者についての知識がしだいに増え、患者の人生のストーリーが読めてきたと思ったときに、それに縛られないことである。それまでに得た知識や仮説をいったん頭から離して、白紙の状態で患者と向かい合わねばならない。ビオンという分析家はこのことを「記憶なく、欲望なく、理解なく」患者と会わねばならないと言っている。それまでに浮かび上ってきたストーリーに拘泥すると、そのストーリーを支持、強化する材料ばかりに目がいってしまう。たとえば、この患者は心的外傷の被害者だというストーリーにとらわれてしまうと、臨床素材のうちから外傷と思われる素材ばかりを拾い出すことになる。患者がごくあいまいに仄めかしていることを、事実だと思いこむかもしれない。患者の語ることを、空想かもしれないとはまったく考えずに、すべて事実として聞きとってしまうかもしれない。外傷説に限らずどのような説でも、それにとらわれて患者の話を聞いていると、実際に起こったこと、起こったに違いないこと、起こったかもしれないこと、起こったとすると都合がよいこととの区別がつきにくくなる。こういうことが積み重なって、だんだんストーリーが治療者にとって都合のよいものに変化してしまう。

つまり患者の真の姿が見えなくなって、治療者が作りあげた、あるいは作りあげたいと思っている患者像を患者のなかに見出していることになってしまう。

患者を知るにつれて患者に対する敬意が生じると書いたが、正直言ってすべての患者に敬意が生じるわけではない。患者のなかにはどうしても敬意のもちにくい人もないではない。あるタイプのパーソナリティ障害の患者のような人とは会わなければよいのだろうが、医師には応召義務があり、患者が来ればみなければならない。そういう人たちとかかわると、こちらは彼らを援助しようとしているのに、その相手から敵意や攻撃や羨望を向けられ、ときには彼らの手足のように扱われ、さらには搾取される。精神療法家はこういう経験に疲れ、傷つけられる。

しかし、病む人に敬意をもつことは精神療法家にとって必須のこととされている。聖人でない私にいったいどうしたらそういうことが可能だろうか、と中年になってときどき考えるようになった。私なりに考えたことは、患者は人間の限界、人間の脆弱性、そしてときには人間の悪を体現している。それらはわれわれ自身のなかにもあるものである。患者はそれを生身の自分に体現し、それをわれわれに代って受苦してくれているのだと。とは言え、こう考えたからといって、私がすべての患者に敬意がもてるようになったわけではない。

ある講演をしたときに、これから治療者になろうとする若い大学院生に「こんな患者はもう御免だということはありますか？　そういうときはどうしていますか？」と質問された。「もちろんあります。パーソナリティ障害の患者を多くみてきた私にはしばしばあると言ってよいです。そんなときどうするかって？　仕事だと思って我慢する」と答えた。若い大学院生にとっては希望のない答だったかもしれないが、私の実感だから仕方がない。別の言い方をすれば、仕事に対する義務感が私を支えてきたということである。どのような仕事であれ、こういう義務感が必要なのではなかろうか。ただしこの我慢が、患者理解が深まるにつれだんだん少なくてすむようになることはある。

もう一つ精神療法家にとって大切なことは、患者がなぜそのようにふる舞うのかわからないという感覚をもつこと、患者のなかに謎を見出すこと、なぜそうなるのか不思議だという思いをもつことである。この不思議に思うという感覚が探索的精神療法を行う上でもっとも重要なことである。治療者に不思議がられることによって、患者は今まで自分では不思議に思っていなかったことについて考え、しだいに自己を発見してゆくのである。

インタヴューを読みながら、精神療法家としての自分の仕事について考えさせられた。

第二章　書評、書き手の心の源泉に参入する

㈠　こんな書評を書きたい

今までに精神医学、精神療法、精神分析関係の本を何冊か書評した。ほとんどが雑誌の編集委員会からの依頼によるものだが、編集委員が私に関心のありそうな本を依頼してくださるのでありがたい。書評を書くにはその本を読んで学ぶところ、共感するところがあることが必要で、そういうところがまったくないような本は評することができない。第一途中でその本を閉じてしまうので、評することなど不可能になる。まず一読者として自分がこれはよい本だと思い、同じような本好きな友人にいい本だよと紹介するようなつもりになれるとよい。

ただし、はじめから書評をしようと思って本を読むのは幸福な読み方ではない。本をいわば客観的に見て、どこをどう批評しようかと考えてしまう。第一章でフロイトや漱石や藤沢周平の本

について書いたが、それらは書評ではない。一読者である私がその本を読んでどんな経験をしたかを書いただけである。内容を分析しようとか、他の作品と比較検討しようとか、学問あるいは文学の歴史に位置づけようとしたわけではない。私はこんなふうに読んだ、おもしろかったよと言いたかっただけである。しかし書評となれば、それだけではいけない。紹介し、分析し、批判し、評価しなければならないのであろう。そう思うと、本と距離ができてしまいなかなか楽しめない。しかしなかには、書評をしようと構えて読んでいるうちに、私を素朴な一読者に立ち返らせてくれる本がある。そういう本が私にとってよい本である。

丸谷才一（『いろんな色のインクで』マガジンハウス、二〇〇五年）は書評で大事なこととして、本の選び方、内容の要約・紹介と批評、書評を書く人間の芸とか趣向とか語り口、の三つをあげている。

私の場合、依頼に応じて書くことがほとんどなので、本の選び方については受身的だが、どうしても好きになれない本はごく少数だが断ったこともある。それほど好きになれなかったが、まあ断るのもなんだからと思って書いたものもあるが、活字になった自分の文章を読んで、なんだか心のこもっていない文章だと思ったし、これじゃあこの本を買おうという人は少ないだろうと思った。それから、ある本を学派の違う人がかなり批判的な書評をし、それに著者が反論し、それにまた書評者が反論するということが二度ほど繰り返されたのを読んだことがあるが、双方の論調がだんだんぎすぎすしてきて、実りのない議論になっているような気がした。こういう論争が実りのあるものになるには、双方が深いところで信頼し合っていなければならないと思うが、そういう相互信頼ということはなかなかあるものではない。

だから私は自分が好きだと思える本しか書評しないようにしている。仲間褒めと批判されるかもしれないが、私はそれに値しないと思う本を無理に褒めたことはない。精神療法家というものは孤独なものだから、それに値する仕事は互いに認め合い励まし合ってゆくのがよいと思っている。

書評とは単にその本の内容を要約したり紹介したりすることではないとはよく言われることだし、そのとおりと私も思うけれども、三百頁も四百頁もある本を規定の枚数（四百字詰原稿用紙三枚から十枚）のなかで要約、紹介することは私にはなかなかむずかしい。その本を熟読し、著者の言わんとすることの本質をつかまえなければ適切な要約をすることはできない。そしてどのように読んだかは評者によって違ってくるであろうから、要約、紹介といってもそこにおのずと批評も入ってくる。本当によい要約、紹介ができたときには、その本を書いた人の心のひだに分け入って、その本がそこから生まれてくる原泉に近づくことができる。ときには著者自身も自覚していなかった原泉にたどりつくこともある。つまり書評とはその本と対話することであり、著者と対話することであり、ときには著者自身自覚していない著者の心の深みと対話することである。そしてそういうことができたときには、書評者は同時に自分の心の深みと対話することになる。

丸谷の言う三つめの芸とか趣向とか語り口ということになると、私には語る資格がないようだが、つねに素朴な一読者という視点を失わないようには心がけているので、それが語り口に出ているかもしれない。

私はこんなふうに書評を書きたいと思っている。以下に私の書いた比較的最近の書評のうち、自分でも好きなものをいくつか再録する。ここで書いてきたことを私の書評が実現しているという自信はないが、少なくとも私がそれに向かって努力していることがわかってもらえるとうれしい。書評のあとに著者の思い出、私とのかかわりなどをつけ加えたので、合わせ読んでいただきたい。

(二) 私の書いた書評、著者をめぐる追憶

狭義の書評だけでなく、紹介文や推薦文もまじえてみていただく。

はじめに大先輩の土居健郎先生の書かれた本をとりあげる。

土居健郎著『新訂　方法としての面接　臨床家のために』（医学書院、一九九二年）

本書は一九七七年に初版が出て、その後十五刷を重ねたあと、一九九二年に新訂版が出た。私は初版が出たときにすぐ買い求めて読み、たいへん学ぶところが多く、その後も折にふれて再読していたが、今回この紹介のためにあらためてこの新訂版を通読し、実によい本であることを再確認した。私が自分の臨床経験から見出した、自分なりの発見だと思っていたことのいくつかは実は本書ですでにとりあげられていたことをあらためて知った。どうも私は本書で学んだことを自分の発見のように思って、あちこちに書いてしまっていたらしい。まことに申し訳ないことであった。しかし本書の著者は私を咎め立てはしないであろう。著者自身「まえがき」で、「ここに書かれたものは一つとしてかつて私が誰かから、あるいは何らかの書物から学ばなかったものはない。ただ私はそれらを私のやり方でまとめたにすぎない」とあるからである。もちろんそのまとめ方にこそ著者の独創性があるのだが。

本書は出版以来多くの読者に読み継がれ、すでに古典といってよいと思うが、著者が医師であるためにもっぱら医師向けの本だと考えられて、本誌（初出の「臨床心理学」誌）の読者に多いと思われる心理臨床家や教師の方々にはあるいはまだ読んでいない方もあるかと思い、ここにとりあげた。

著者土居健郎氏はわが国を代表する精神科医であり精神分析家である。精神分析を基本に据えながら、精神分析のジャーゴンではなく日常語を用いて語り、精神療法のみならず臨床精神医学さらには文明論の領域に至るまで幅広く発言している。大ベストセラー『甘えの構造』を含むいくつかの「甘え」をめぐる論考はわが国の精神医学界のみならず幅広い領域で、また諸外国においても高く評価されている。本書はその著者が「書きたいという思いを大分前から心中ひそかに暖め」「年来の思いをかけて成った粒々辛苦の産物である」と自らいう本である。たしかにその言に値する名著である。

本書は九章から成り、次のような構成になっている。

第七章　家族の問題
第八章　劇としての面接
第九章　面接とケース・スタディ
〔付〕　臨床的研究の方法論

これに加えて新訂版には八つの注と追記がついている。

〈第一章　方法としての面接〉で著者は、面接が、とくに精神科の中で、いかに重要なものかを述べ、さらに「自分の心を伝えることは自然である。伝えられたものを伝えることは教養Bildungである」というゲーテの言葉を引いて、患者の訴えることを理解できることに面接者の専門性（Bildung）があるとしている。

〈第二章　面接をどう始めるか〉では、精神科の患者は他科の患者にもまして受診に対する恐怖感をもっていること、そしてその恐怖が病気の本質と関係があることを指摘し、それゆえ面接者は内心恐怖している患者の気持をまず汲むことから面接を始めなければならないという。さらに面接者は最初に自分が何者であり、なぜ今こうやって患者と相対しているかをはっきりと説明しなければならないと指摘し、ついで患者からみた面接理由を明らかにすること、患者の最初の発言を心に留めておくことの必要性を論じている。

〈第三章　「わかる」ということ〉では「わかる」とはどういうことかが述べられ、「本当にわかるためには、まず何がわからないかが見えてこなければならない」「精神分析的面接の勘所は、どうやってこの「わからない」という感覚を獲得できるかということにかかっている」というきわめて重要な指摘がなされている。ついで精神分析でいう「解釈」について、それが「仮説的了解」であること、「したがってそれが意味をもつのは、そこにわからない問題点のあることが当事者たちによって確認されている場合に限られる」と述べられている。

この章の（注4）は「「わからない」について」と題され、面接者にとって「わからない」という感覚が重要であるが、「わからない」に終始するのではなく、「わかる」に到達すること、すなわち「初め見えていなかったものが見えるようになる」ことが重要であり、それが真の共感であると述べられている。

〈第四章　面接の進め方〉では、「面接者は相手の受診理由から出発して、問題となっている事態が一体どのような性質のものなのか、どのようにして生起したものか」を探ってゆくこと、そして事柄の関係が見えてくることが重要であるとされ、その実際が症例をあげて語られている。この例に限らず、著者の語る症例はいずれも興味深く、とくに面接者の感じ方、考え方、介入が明瞭に記述されていて説得力がある。

〈第五章　「ストーリ」を読む〉では、著者は「ストーリ」を「何かある人物や事柄を時間的経過を追って述べたまとまった話」と定義し、「患者の話をストーリを読むごとく聞かねばならぬ」と述べている。また「ある人間を理解しようと思えば、その相手と何らかの人間的関係に入らなければならない。その視点が軸になって相手を理解することが可能になる」と述べている。さらに「わかってほしいという願望の有無とその程度を確かめることが面接者にとって最重要の課題である」と指摘し、「わかってほしい願望をもつ一群」が神経症であり、わかってほしい願望がないように見える場合を四つに分け、「わかられていると信じこんでいる」のが分裂病、「自分ではわかっていると信じこんでいる」のが妄想病（パラノイア）、「自分のことは誰にもわかりっこないときめてしまっている」のが躁うつ病、「自分のことは誰にもわかられたくないと思っている」のが精神病質に対応するとしている。また器質性精神病の場合は「わかってほしいのかほしくないのかということをめぐって展開する本人なりのストーリ」が読めないのが特徴であるとしている。この「わかってほしい、ほしくない」をめぐる分類はきわめて独創的であり、かつ臨床的にも有用である。

〈第六章　見立て〉では、「見立ては専門家が患者に告げる病気についての意見の総体」であるとし、「効果的な見立てとなるためには、患者の受診理由に出発しながら、それを生起せしめた背後の心理をあたかも扇の要のごとく（中略）患者の全貌を探るための問題点として把握するのでなければならない」と述べている。そしてそのためには「相手の話のわからないところが見えてこなければならない」という。また「治療の適応について」というところでは、「大体、精神分析療法は患者にも治療者にも非常な労力と時間の消費を要するものである。したがって患者の側によほどの動機があるのでなければ、これを行うことは不適である」と指摘している。この指摘はたいへん重要な指摘だと私は思う。

〈第七章　家族の問題〉では、フロイトのドラの症例の治療が批判的に検討され、家族病理を見立てることの重要性が論じられている。

〈第八章　劇としての面接〉では、面接を劇と見なしうるとし、この劇では面接者と被面接者は交互に観客となるという。そしてそこで「面接者の感じる不快な感情は、実は被面接者が内心深く感じているものの反映であると考えられる節が存在する」と述べている。

〈第九章　面接とケース・スタディ〉では、ケース概念が分類概念を前提にしていることを述べ、臨床的分類の原則は臨床家自身の感覚を言語的に記述することを以って出発点とすべきであることを指摘し、「わかってほしい、ほしくない」をめぐってなされた患者の分類が、Feinsteinのいう Venn 図を用いて図示されている。

〈付〉として、著者が非常に啓発されたという Feinstein の *"Clinical Judgement"* という本が紹介され、「臨床医学の基礎学問はまさに臨床経験の綿密な解釈にほかならず、決して統計理論やコンピューターの知識ではない」ことが述べられている。

本書は著者がいうように、面接が臨床家にとって不可欠の方法であることを論じたもので、面接技法上の工夫を説いたものではない。面接のための方法を論じたものではなく、まさに面接が方法であることを論じたものである。そしてそこに臨床の、そして精神療法の本質が見事に記述されている。先に述べたように本書は出版されてからすでに四半世紀を経過しているが、その価値はまったく色褪せていない。現在もこれからも繰り返し読まれるべき本である。私も今回あらためて再読し、多くを学び、自身の臨床についてさまざまなことを考えさせられた。

小説家・批評家の丸谷才一氏は入門書の選び方について、「偉い学者の書いた薄い本」を読めという。丸谷氏はその例として荻生徂徠の『経子史要覧』とコーンフォードの『ソクラテス以前』をあげている。私はその両書とも読んだことがないのでこれらが適切な例かどうかわからぬが、丸谷氏がもし本書を知っていたら必ずや例にとりあげたと思う。もちろん本書は入門書にとどまるものではない。すぐれた入門書の例にもれず、奥義の書でもある。

（初出「臨床心理学」三巻一号、一四一―一四三頁、二〇〇三年）

これは「臨床心理学」という雑誌の「この一冊」というコーナーに書いたものである。このコーナーは臨床家が自分が育ってくる上で影響を受けた本を一冊紹介するというコーナーで、私に順番が回ってきたときにこの本を紹介した。だから書評というより紹介文である。この紹介を書いたときには土居先生はまだ御健在であったが、その後二〇〇九年七月五日、八十九歳で逝去された。先生の思い出を記す。

思い出

私は土居先生の直接の弟子ではないが、先生の著作や学会での発言から多くを学んだ。はじめて直接お声をかけていただいたのは、一九七六年に福岡で行われた日本精神分析学会第三十二回大会のシンポジウム「解釈の実際 その役割と機能」で私がはじめてシンポジストの一人として発言したときである。どちらかと言えば対象関係論よりの私の発言に、指定討論者による自我心理学の立場からの鋭い批判があり、私がそれに応えてかなりホットなディスカッションになった。翌日の朝、会場のロビーでぼんやり立っていると、土居先生が「どう、宴《うたげ》のあとは？」と声をかけてくださった。それ以後も、学会での私の発表に対しておりおりにたいへん好意的なコメントをいただいた。おかげで何人かの会員からさんざんひやかされたが、外国人の著作を鵜呑みにせず自分なりに考えようという私の姿勢を評価してくださったのだと、ありがたく思っている。

もっとも印象に残っているのは、一九八七年に韓国のソウルで開かれた第一回日韓比較文化精神医学会で、三日間にわたって御一緒する機会があったときのことである。この学会は日本と韓国の精神科医それぞれ数名ずつが三日間にわたって特定のテーマで論文を発表し討議するクローズドの会（公用語は英語）で、土居先生は日本側の団長格であった。このときのテーマは社会（交）恐怖（Social Phobia）で、日本からは笠原嘉先生が対人恐怖症について、韓国からはS・H・リー博士がSocial Phobiaについて論文を発表された。リー博士の発表からわれわれは、日本特有と考えられていた対人恐怖症とそっくり同じ症例が韓国にも存在することを知った。

幸い私は日本側メンバーのひとりに加えていただき、土居先生と三日間行動を共にすることができた。このとき私が驚いたのは、土居先生のあくなき好奇心と知識欲である。会議のあいまに韓国の若い精神科医が観光の案内をしてくれるのだが、土居先生は見るもの聞くもの一つひとつに「あれは何だ」「これはどうなっている」と質問される。案内役が返答に窮することもたびたびであった。私などは会議の緊張と疲れで頭がボーッとし、案内役の説明も上の空で、早くホテルに帰って寝たいと思っているのに、私よりはるかに年長の土居先生の疲れを知らぬ知識欲には本当に敬服した。これでは仮に同じ年月生きていても吸収するものが桁違いだと思ったものである。

もう一つ印象に残っていることがある。会議の冒頭韓国側団長の「歓迎の挨拶」（welcome adress）で、日韓併合のこと、日本語教育を強制されたことなどが語られたので、われわれはかなり緊張した。しかしその後韓国側メンバーがわだかまりなく接してくれたので、会の終り頃にはわれわれの緊張はかなり和らいだ。韓国側の年長のメンバーは日本語が流暢で、英語の下手な私に日本語で話しかけてくれたが、彼らが日本語を学んだ歴史を思うと、日本語で話すことにすこし心が痛んだ。会議が終りお別れパーティでの挨拶で土居先生は、日本側メンバーは過去の不幸な歴史ゆえに、ここに来るまで韓国の人たちに対して social phobia の状態であったが、あたたかい歓迎を受けてそれを癒すことができた。これからの両国の関係がわれわれの関係のようにあたたかいものになることを願う、という趣旨の挨拶をされた。これを聞いた韓国の団長が「深く感動した」（deeply touched）と言ったが、日本人の私が聞いても deeply touched であった。日韓の歴史を踏まえて日本人として、また国際人としていかにふる舞うべきかを教えられた。

もう少し私的な思い出も書いておきたい。私が、日本語は主語がなくても文章が成立するので治療者と患者の心に通底する感情を表現するのに都合がよいが、主語を明示しなければならぬ英米人の治療者は苦労しているのでは、というかねがね考えていたことをお話したら、土居先生はまじめに聞いてくださって、英語でも we や it を主語にして表現できると言われた。もう一つ私が、日本語では〈男ことば〉より〈女ことば〉の方が情緒が表現しやすいので、この頃〈女ことば〉でひとり言を言う練習をしていると言ったら、これは「気持わるい」の一言でかたづけられたのは残念であった。

このとき以来何かものを書くときに、土居先生にお話したら何と言われるだろうと考えている自分に気がつくようになった。
先生が亡くなられたとき、私は仕事の都合で葬儀に参列することはできなかったが、その夜から数日かけて『土居健郎選集』（岩波書店）を何冊か読んだ。先生の文章には難解な専門用語は少なく、ふつうの日常語で深い内容が語られている。読んでいると、その文章がしだいに声になって聞こえてくる。じかに語りかけられているように感じられる。先生の声を直接聞くことはもうないのだと思うと本当にさびしいが、著書を読むことで先生と対話することはできる。

次に小此木啓吾先生の本の書評を再録する。

小此木啓吾編著『精神分析のすすめ　わが国におけるその成り立ちと展望』（創元社、二〇〇三年）

本書はわが国の精神分析の先駆者であり指導者である著者が「わが国における精神分析の成り立ちを語る」本であるが、「成り立ち」ばかりでなく、著者の最新の研究と臨床のあり方、そしてさらにこれからの展望についても述べられている。
第I部「その成り立ちから現代へ」では、著者がいかにして精神分析家となり現在に至ったかの学問的経歴が語られている。第一章「神経学との出会い　三浦岱栄先生と」では慶應義塾大学の神経精神科医局に入った著者が三浦教授と出会い、格闘しつつ（と言ってよいであろう）、精神分析への関心を深めかつ広げてゆく過程が生まなましく語られている。

第二章「哲学少年の私と治療構造論」では、治療構造論の背景に少年のころからの哲学への関心があったことが語られていて興味深い。第三章「情動と乳幼児研究」、第四章「私の臨床的な家族との関わり」では、著者自身の臨床研究や外国の研究者との交流の中から著者の学問的関心がしだいに育ってくる過程が語られる。第五章「古澤平作と阿闍世コンプレックス」では、師古澤との深いつながりと師の遺産ともいうべき阿闍世コンプレックス論を著者がいかに大切に考えてきたかが語られる。コラムにある「古澤平作先生の思い出」という短い文章にも、余人のうかがいしれない師弟関係の深さが示されている。第六章「精神療法家の私と患者さんたちの人生」では、具体的なエピソードを通して著者の人間としてのかかわりが述べられている。

この第Ⅰ部は著者の古稀を祝って、フロイトの誕生日である五月六日に行われた学術集会の記録であり、著者の話に呼応するように弟子の人たちが討論あるいはコメントをしている。そのコメントはいずれも師との学問的であると同時に情緒的なつながりを感じさせて、なかなかよい。とくに第六章の末尾で相田信男氏が語っている、著者がかつてみていたある年老いた分裂病の女性を訪れるエピソードは、読者を穏かでなんだかなつかしい気持にさせる。

第Ⅱ部「現在そしてこれからへ」では、第Ⅰ部で語られたどちらかというと著者の個人史の中での関心や問題意識がその後どのように発展し結実したかが、数編の学術論文の形で述べられている。いずれの論文も力作であるが、評者はとくに第二章「治療構造論の実際」を興味深く読んだ。著者はこの論文で、治療構造論が著者の中でどのように発想され、どういう意味をもつに到ったかを語っている。第I部の「哲学少年の私と治療構造論」と合わせ読むことによって、治療構造論の事典的定義ばかりでなく、その誕生と形成過程を著者とともに辿ることができる。さらに治療構造論が比較精神療法学の基礎になるであろうことなど、この論の照射する領域が思いのほか広いこともわかる。第五章「母性再考　阿闍世の母韋提希《いだいけ》の葛藤を探る」にも惹かれた。ここで著者は日本の母親がもってきた無償の愛、ゆるし、思いやり、やさしさ、献身、自己犠牲の光と影を論じ、また自分が生きるために子捨て、子殺しを強いられてきた数限りない母たちの根源的な悲しみと罪の意識にふれつつ阿闍世コンプレックス論を展開している。そしてそれをエディプス物語の読み直しという現代精神分析の課題へとつなげてゆく。古くからの日本の文化、伝統と精神分析の最新のテーマがつなげられ、古澤の遺産がより広い文脈の中に位置づけられる。著者はさらに、父権的なフロイトから母性的な精神分析へという現代精神分析の動向にふれつつ、精神分析の本質は常にこの両面の機能を表裏をなして備えるものであると指摘している。

評者は日本精神分析学会における著者の精力的な活動を過去三十数年にわたって見聞してきた。学会の青年期においては著者の活動は父性的であり、規範を伝えるという姿勢であったが、このごろの著者の言動からは母性的なものがにじみ出ている。本書の中にも見られる、若い人たちの研究を励まし見守る姿勢にも母性性が感じられる。

第Ⅲ部は「私のフロイト研究と対象喪失とモーニング」と題され、「対象喪失とモーニング」「わがフロイト像」の二編の論文がある。喪の仕事もフロイト像も著者の生涯をかけた研究テーマであり、この二論文はその集大成であって、さすがに深い洞察に満ちている。「対象喪失とモーニング」で著者は、精神分析そのものの起源が父ヤーコブの死を契機にフロイトがフリースとの間で進めた自己分析にあると述べ、「愛する対象の死に出会った場合に必要なのは、この死の必然と和解し、死を受け入れるということである。まさにそれは、失った対象を心から断念できるようになることである」と述べている。たしかにこれはすべての人間が受け入れねばならぬ運命であり、フロイト自身の、そして精神分析の根底にある思想であると思われる。

この論文で著者は、若い頃ジョージ山本とともに行った、夫を亡くした女性の喪の仕事についての日米比較研究と、そこに見られた日本人特有の死生観について語っている。阿闍世コンプレックスもそうであるが、著者の研究には日本的心性についてのものがいくつかあり、そこにオリジナリティが発揮されている。著者は決して、精神分析という西洋のものを日本に紹介するだけの仕事、ヨコのものをタテにするだけの仕事をした人ではなく、精神分析家のまなざしをもってわが国の文化や伝統を深く見つめる人であることを、本書を通読してあらためて知った。

「わがフロイト像」は日本精神分析学会第三六回大会における著者の会長講演であるが、その冒頭で著者は、会長講演のタイトルがなぜ「フロイト像」でなく「わがフロイト像」なのかについて、「それは四〇年間にわたるわが国でのフロイト研究の過程で、私の置かれた学問的な状況、それはこの日本精神分析学会が置かれた学問的状況とほとんどイコールなのですが、そのような時代と歴史の状況の中で描き出されたフロイト像という意味であります」という。自負に満ちた言葉であるけれども、誰しもその自負が正当なものであることを認めざるを得ないであろう。この論文で著者はまず第一に、中立性と受身性、医師としての分別、禁欲原則、そのほかの「フロイト的治療態度」の明確化を行っている。そこで著者はかつて哲学少年であったこと、病床の師古澤に代って「フロイト選集を代訳したこと（著者はこれを「私にとっての oedipal victory である」という）を語る。ついでこれも著者が明確にしたフェレンツィ的態度と比較しながら、フロイト的態度の主体的背景としての科学的世界観と自戒をとりあげ、さらに、父へのモーニングワークやユダヤ人であることがその主体的態度にどのように反映しているかを論じている。そしてそれを「大学紛争のさ中における私自身の中年の危機と照合したフロイト理解」であるという。紛争のさ中、多くの人たちが日本精神分析学会を離れていくなかで、著者は精神分析の灯を守り続けた。そのとき孤独な著者を支えたのがこのフロイト理解であったのであろう。

ついで著者は「フロイトの自己分析におけるエディプス・コンプレックスと喪の仕事」につい

て述べ、これは「自分の父母の老いを迎えた、私なりのモーニングワークと対象関係論の見地からのフロイト理解」であるという。ここではフロイトのエディプス勝利とそれへの償いの気持が、「悲哀とメランコリー」「トーテムとタブー」「モーゼと一神教」などの論文に投影されていると論じている。著者のフロイト理解はさらに「世代間伝達と阿闍世コンプレックスの視点からのウィニコット」へと進む。著者はこれを「親子関係に関するフロイト理解」であるという。ここではフロイトの父ヤコブの二番目の妻レベッカにかかわる秘密、もしかしたらフロイトが抱いたかもしれぬ「私生児フロイト」というファミリー・ロマンスなどが語られ、フロイトのレオナルド・ダ・ビンチ研究には母との関係が無意識のうちに投影されていると指摘している。

著者は自身の人生とフロイト理解の変遷とを重ね合わせつつ語り、「自分の先駆者である精神分析家に同一化し、その主体に自分を投げかけ、現実の患者あるいは社会と出会う。このような三者関係がいつも営まれていることが精神分析的な出会いの構造なのです」という。たしかに本書自体がその出会いのまことに見事な範例であるといえよう。学術集会の日付も「あとがき」の日付もいずれも五月六日（フロイトの誕生日）であるところにも著者の同一化の深さはよく現れている。われわれ後進もこのようにフロイトと、そして小此木啓吾と出会わねばならないのだろう。

エピローグは最近のセミナーの記録であり、弟子の森さち子氏による「D・スターンの間主観的なかかわりあい」、貞安元氏による「間主観性について」の二論文と、それに対する著者の追加、討論が記述されている。精神分析の最新の成果についての弟子たちの発表を司会しコメントする著者の言葉は心にしみるようにやさしい。

本書は著者のあとがきによると病床で書かれた三冊目の本であるという。フロイトも口蓋癌にみまわれたにもかかわらず、あるいは著者が『フロイト思想のキーワード』で述べているようにむしろそれゆえに、娘アンナに支えられつつ多くの著作を書き叡知に満ちた洞察を残した。著者もまたフロイトの運命をわがものとしつつあるのであろう。そして本書はまさに著者の精神分析家としての全体像を示すものであり、それがそのままわが国の精神分析の発展の歴史を語ることになっている。個人史がそのまま学問の発展の歴史と重なるなどということは偉大な人物にしか生じ得ないことである。われわれはわが国に小此木啓吾を得たことを感謝しなければならないであろう。そして本書にはすでにすぐれた研究者である弟子の方々が何人も登場し、その中には令嬢小此木加江氏や女弟子森さち子氏の論文もある。

小此木先生、先生の学問はすでに脈々と継承されています。先生が育てられた日本精神分析学会も着実に発展しています。その上先生にもアンナがいらっしゃるではありませんか。

（初出「心理臨床学研究」二一巻四号、四二二―四二四頁、二〇〇三年）

以上が書評であるが、これにまつわって小此木先生の思い出を書いておきたい。

思い出

小此木啓吾先生はわが国に精神分析を定着、発展させようという使命感をもって生涯を貫いた人である。精神分析を学ぼうとする人を増やそうと常に努力されていた。私が日本精神分析学会に参加するようになった四十数年前には、学会で発表するのはほとんどが慶應義塾大学と九州大学の関係者ばかりであった。私は四十歳のとき東海・中部地区から選出されて学会の運営委員になったが、会議に出てみると周りは著書で名前は知ってはいても言葉を交わしたこともない人たちばかりであった。小此木先生はそのいわば他所者の私を仲間に入れてくださろうといろいろ配慮してくださった。懇親会のときなど私がひとりぽつんと立っていると、「成田さん〜、おしゃべり啓ちゃんが教えてあげるね」と、声をかけてくださって、学会の内情、著名な人たちの動静、ちょっとした内緒のエピソードなどを話してくださった。フロイトはある弟子の内緒の話をすぐ別の弟子に話してしまうような、秘密の保てない人であったらしいが、小此木先生はあるいはフロイトにならうといったお気持だったかもしれない。先生は自分の名前には口が三つあると言われた。ジグムント・フロイトにはムント（ドイツ語で口の意）が一つしかないが、自分には三つあるというのが御自慢であった。二つではないかと思うのだが、啓吾の啓の字の上の左側〝戸〟

のところにも口がついていると勘定されていたのだろう。また私がときどき娘のことを口にするのをいつのまにか聞いておられて、映画についての本をお書きになったときなど「娘さんに」といって贈ってくださった。

私は先生の使命感、驚くほどの広い知識、精力的な働きぶりに深く敬服するとともに、私に対する御配慮に心から感謝している。その先生が入院されて病の篤いことを聞いて、心のなかでお別れが近いかもしれないと思いつつこの書評を書いた。原稿を出版社に送ったとき、弟子の方々の御配慮で、まだ活字になっていない私の手書きの原稿をお嬢さんの加江先生が啓吾先生の枕もとで読んでくださったと伺った。先生はすでにお話になることができなかったが、私の書評をお聞きになって、満足のしるしに両手をあげてマルを作られたとのこと。このことを先生が亡くなられた後、弟子の方からうかがった。先生に満足してもらえたことは私にとって本当にありがたいことであった。

この書評で書かなかったことが一つある。『精神分析のすすめ』という表題についてである。小此木先生は幼稚舎から大学院まで生粋の慶應ボーイであり、福澤諭吉を尊敬されていた。毎年諭吉の命日には墓参をされるとうかがったことがある。だから『精神分析のすすめ』という表題は、諭吉の『学問のすすめ』が念頭にあってつけられたのであろう。新しい学問をわが国に導入し多くの弟子を育てた諭吉にならう、というお気持があったのであろう。このことに気づいてはいたのだが、本文中に諭吉についての言及がなかったことと、フロイトとのつながり一本に絞った方がまとまりがよいと思ってあえてふれなかった。しかし今思うと、先生はそのことにもふれてほしいと思っていらっしゃったのではないかと思う。

次に、私より少し若いが、現在の日本精神分析学会のリーダーであるお二人の本をそれぞれ一冊ずつとりあげる。いずれも学会誌「精神分析研究」に掲載されたものである。

北山修編著『フロイトと日本人 往復書簡と精神分析への抵抗』（岩崎学術出版社、二〇一一年）

本書は二部から成る。第一部は「フロイト－日本人書簡集」であり、日本の精神分析の黎明期のリーダーであった矢部八重吉、丸井清泰、古澤平作、大槻憲二の四人がフロイトと交わした書簡が紹介されている。書簡からは、四人の先駆者たちがいずれもきわめて熱心にフロイトとの接触を求め、精神分析を学ぼうとしていることが伝わってくる。たとえば古澤はフロイトに「貴方がたキリスト教徒が聖地エルサレムに思うのと同じように、ウィーンでその偉大な精神に触れることを熱望いたします」と書いている。この比喩が、宗教を神経症的なものと見なしたフロイトにどのように受けとられたかは知る由もないが、ここには古澤がすでにして精神分析と宗教とを重ね合わせて見ていることがうかがわれる。

また、フロイトが矢部と丸井の両者に翻訳の許可を与えたこと、その結果東京の矢部グループと仙台の丸井グループとの二つのグループが日本に生まれ、フロイトが両者の統一を望んだにもかかわらずなかなか統一されなかったことなど、当時の日本の事情が生々しく伝わってくる。丸井に対して、すでに設立された矢部グループの東京の学会に接触することを望んだフロイトに対して、丸井はこのアドバイスが適切だと言いつつ、「しかし、敢えて私の学者としての、とくに精神分析家としての人生のプライドがその学会自体に入ることを許さないということを申し上げます」と言い、自身の教室が「継続して体系的に精神分析の研究に専心してきた」「ただ一つの場所なのです」と言う。丸井の学者としての経歴は実にアカデミックなもので、帝国大学医学部教授としての「誇り」ももっともなことだと思うが、教授資格をもつとは言え一開業医だったフロイトがこれをどう思ったであろうか。丸井の経歴と地位が精神分析運動の発展に役立つと思ったただろうか。評者にはわからない。

第一部にある古澤の手紙も興味深い。古澤は、精神分析的実践を行ったところ「より軽い症例については それにより成果も上がりました。しかし、幾らか重い症例（たとえば強迫神経症）では、この方法はうまくいきませんでした。（中略）本来「自由な」連想とは何でしょうか（中略）より重い症例（統合失調症）では部分的に自由連想はうまくいきませんでした」と述べている。これは「自由な」連想の困難という本質的な問題と、重症例に対する精神分析治療の限界とに古澤がすでに気づいていたことを示している。しかし古澤はそれが「分析家自身の盲点」によるのではないかと考え、「私が教授に分析を受けたならば、葛藤は意のままになるでしょう」と、評者などには無邪気とも思えるフロイトへの、そして精神分析への理想化を語っている。

書簡というものは社会的礼儀を踏まえてやりとりされるものであるが、そこに書き手のさまざまな思いがおそらく書き手の意図を超えて表れるものらしく、実に興味深い。

これらの書簡はこういう形で収集され出版されなければ、いずれどこにあるかもわからなくなり誰の目にも触れなくなってしまったであろう。北山の努力に感謝したい。

第二部は「精神分析的エッセイ『精神分析への抵抗』」と題して北山の論文四編が収められている。最初の論文「黎明期、日本人はどのように精神分析にアプローチし「抵抗」したか」で北山は、先に述べた先駆者たちの「礼儀正しさ、熱心、優秀さ」はフロイト父娘に大きなインパクトを与え好意的に迎えられたが、日本側にもたびたび「時間がない（短期留学ゆえに）」「お金がない」「言葉がうまく話せない」などの精神分析に対する日本人の抵抗が表われていると言う。そしてそれは「もしかしたら現在もあるのではないか」と言い、そのため「厳しい訓練は我が国には本格的には輸入されなかったし、その結果日本の精神分析運動が外向き（協会JPS）と内向き（学会JPA）に二重化することになったと私は考える」と言う。そしてさらにこの二重化は「「見るなの禁止」や表と裏というような日本文化の二重性と無縁ではなく、内外の間の葛藤ゆえに、それなりに創造的で、その中間性や二重性こそ発展しつつある多産な形態であったと考える」と述べている。おそらく北山は、日本の精神分析的治療者の多くが国際基準を満たす訓練を受けることなく精神分析を僭称していることへのやましさに苦しんできたのであろう。そしてようやくその二重化にこそ創造的意味があると捉えられるようになった、あるいはそう捉えようと努力しているのであろう。IPA、JPSの系列に属さぬ評者には北山の感じたであろうやましさとその克服の努力が十分にわかるわけではないが、それが北山のすぐれた仕事を生むことにつながったのは間違いないであろう。

ただし評者は「時間がない」「お金がない」「言葉が話せない」というのは、当時の日本側の現実的状況であったと思う。先駆者たちがそういう困難な状況にもかかわらず、精神分析を学ぼうとした熱意の方を評価し、後進として感謝すべきだと思う（もちろんそれは彼らにそれなりに時間があり、お金があり、言葉も喋れたからこそ可能になったことであるが）。そしてこの現実状況は現在の治療者たちの大部分にもやはりあてはまるであろう。もちろんこういう現実状況を内的、心理的抵抗が口実として利用するということはありうる。そして先駆者たちにそういう内的抵抗がなかったと断じることは評者にはできないが、たとえそういうものがあったとしても、まず外的困難を克服しようとした努力に敬意を払うべきであろう。北山がそういう敬意を払っていないというわけではないが、北山の論述は「抵抗」の方に比重がかかっている。

北山によると、言葉の上の困難も精神分析中であれば「心の言葉が話せないのですね」と解釈されてしまうところだという。この「解釈」は北山がイギリスで分析を受けているときに実際に言われたことなのだろうか。評者はこの「解釈」に驚いてしまった。評者には「心の内を外国語で語るのはむずかしいことでしょうね」といったコメントしか思い浮かばない。文脈を抜きにしてこの言葉だけとり上げて論じることの危険は承知の上でだが、評者にはこの「解釈」はかなり傲慢な、それこそ「上から下への」解釈であると思う。

もう一つ評者が違和感を覚えるのは、北山が「精神分析への抵抗」を「心の真実を発見することへの抵抗」と同一視しているかのように見えることである。評者はときに精神分析の方法とくに解釈のあり方に批判（抵抗？）を抱くことはあるが、心の真実の発見にはできるだけ抵抗したくないと思っている（抵抗は無意識的なものだと言われるかもしれないが）。心の真実の発見に至る道はひとり精神分析が独占するものではない。精神療法に諸学派が林立していることからもそれは明らかである。評者自身、精神分析的人間理解が「心の真実」に到達するもっともよい方法だと現時点で信じているからこそ日本精神分析学会に所属しているのだが、しかし精神分析（的方法）を唯一絶対視するのではなく、相対化する目はもち続けたいと思っている。

二番目の論文「フロイトと土居健郎の「格闘」」には、土居の「甘え」理論をめぐってきわめて独創的な考察がある。北山はアマエの発音の仕方（下を向いては発音しにくい）や「山姥と金太郎・栗」という浮世絵（小さな金太郎が大きな山姥の裾にすがって上を向き、山姥が少し身をかがめて見おろしている）をとり上げて、「アマエによって求められる対象はその上からやってくる」と言い、そこに「愛の上下意識」を指摘する。日本語の「愛」は上から下、男から女、夫から妻、親から子への一方向的な愛であり、対等な愛や相方向的な愛はなかった。そして形容詞「愛しい」について、その古語「いとほし」には⑴見られたものではない、みっともない、⑵気の毒だ、かわいそうだ、ふびんだ、いたわしい、⑶かわいらしい、いじらしい、という意味があり、愛情の動機として同情、憐憫の情、哀れみの情が大きく働いていて、やはり上から下へ愛を与えるものだと言う。（ここで評者は、漱石の『三四郎』で與次郎がPity's akin to loveという英語を「可哀相だた惚れたってことよ」と訳したのを思い出した。これでみるとloveにも憐憫の情が含まれているのではなかろうか）。そして「目下が目上を積極的に愛するときの言葉が、日本語にはない、あるいは少ない」と言う（評者は、子どもは「お母さん大好き」と言うのではないかと思うが）。そして土居が「甘え」に伴う愛の上下意識を考察していないと指摘している。北山の鋭い着眼には敬服のほかはない。これに対する土居の回答も引用されているので、読者は自身で両者の主張を検討することができる。さらに北山は土居のフロイトとの格闘を「精神分析に身を置きながら精神分析と闘うことは分析的文脈なら「抵抗」と呼ばれて仕方がない」と指摘し、ここにも「日本の精神分析の抵抗がある」という。そしてその「抵抗」の表れが学会（JPA）と協会（JPS）の二重化につながると主張する。

しかし評者は、精神分析の本質は、その中にありながらそれを批判し、乗り越え、変容させていく過程そのものにあるのではないかと思う。北山が「抵抗」と呼ぶものは「批判」とか「文化間葛藤」と呼んでよいものではなかろうか。もちろん北山も土居の「抵抗」が「甘え」理論を生んだことを高く評価しているし、自身が土居との「小さな闘い」によって生産的でありえたと述べている。

他の二編「国際的視野から見た日本の精神分析　その二重性と柔軟性」「交流の「表と裏」とその起源について」もきわめて示唆に富む論文である。

日本の精神分析という大きな円を想定すると、北山はその中心に位置し、評者は辺縁に位置している。その立ち位置の違いゆえに、評者が北山の言うところにほとんど賛成しながら微妙な違和感をもち、「抵抗」という言葉に抵抗したくなるのであろう。そして評者自身その「抵抗」（批判）ゆえにそれなりに生産的でありえたと思う。そして批判を通して創造的でありうることを可能にする開かれた性質こそが精神分析の本質だと思う。

（初出「精神分析研究」五六巻三号、三三七―三三九頁、二〇一二年）

以上が書評であるが、日本の精神分析の内情に詳しくない読者にはわかりにくいところもあるかと思うので、すこし補足しておく。

北山さんのこと――音楽と精神分析

精神分析には国際精神分析学会（International Psychoanalytic Association：ＩＰＡ）という大きな組織があって世界中の精神分析を統轄しており、原則として各国に一つずつ支部がある。その日本支部が日本精神分析協会（Japanese Psychoanalytic Society：ＪＰＳ）である。国際精神分析学会の正会員になるには、カウチ（寝椅子）を用いて週四回自由連想を行うこと、スーパービジョンを受けること、訓練分析を受ける（自分が患者の立場になって分析を受ける）こととといった厳しい基準がある。北山さんはその基準を満たしている国際精神分析学会の正会員であり、日本精神分析協会でも指導的立場にある。この協会にどのくらいのメンバーがいるかは、私は所属していないので詳細はわからないが、キャンディデイトを含めておそらく四、五十人と思われる。

わが国には精神分析という名を冠したもう一つの組織、日本精神分析学会（Japanese Psychoanalytic Association：ＪＰＡ）がある。この会員は現在では二千人を超えるが、その多くはカウチを用いて自由連想を行うという伝統的な精神分析を実践しているわけではなく、週一回の対面法による精神分析的あるいは精神力動的精神療法を行っている。この会員になるには四年制の大学を卒業していて二名の会員から推薦を受ければよく、とくに訓練を受ける必要はない。十年ほど前に「精神分析的精神療法医」と「精神分析的心理療法士」の認定を行うようになったが、認定の条件としてスーパービジョンを受けることは求めているが、訓練分析を受けることは求めていない。現在、会員の三割程度が医師、七割程度が心理士である。ただしこの学会の指導層（北山さんもその一人）の多くは協会の会員でもある。つまりわが国には精神分析という名を冠した組織が協会と学会と二つあることになる。北山さんの言う「二重性」とはこのことである。私は学会の会員ではあるが協会には所属していない。その立場の違いがこの書評に反映している。

この書評で書こうとしてやめたことが一つある。北山さんは大学生の頃から作詞家であり歌手でもあった。ザ・フォーク・クルセダーズというグループに所属してたいへん人気があり、私どもの世代はその歌をいくつか覚えている。今も音楽活動は続けられているようだ。この本での「アマエ」に関する音韻論的考察は、作詞家であり歌手であった北山さんの面目躍如だと思ったが、北山さんが本書のなかでは自身の経歴にふれていないので（他の著書ではふれてあるが）、あえてそのことは書かなかった。

もう一つ、私がいつもむずかしいと思うのは、書評のなかで著者を何と呼ぶかである。著者、○○先生、○○氏、○○さん、敬称略のいずれにしようかいつも迷う。土居健郎先生、小此木啓吾先生の場合は私の立場としては「先生」とつけることになるが、書評に「先生」というのもどうかと思い、原則として「著者」でゆくことにした。ただし文脈によって敬称を略したり「先生」とつけたところもある。この北山さんの本に関しては「北山さん」でいこうと思ったのだが、尊敬する分析家ではあるが個人的にとくに親しいわけではないので、「さん」づけはちょっと距離が近づきすぎるような気がした。一方でその独創性を表すのには「著者」でなく名前があった方がよいと思い、結局文体のことも考えて敬称略とした。

次に挙げる藤山さんの本のときも、敬称略にしようか「藤山さん」にしようかさんざん迷ったが、藤山さんは私より一回り若いし、本の内容も遊びのある本なので、ここは「藤山さん」にしようときめた。念のため断っておくが、北山さんに「さん」をつけず、藤山さんにはつけたからといって、決して北山さんより藤山さんの方がえらいと思っているわけではない。

藤山直樹著『落語の国の精神分析』（みすず書房、二〇一二年）

書評をするために本を読むのは幸福な読み方ではない。どこをどう批評しようかと考えてしまい、楽しめない。本と自分の間に距離ができてしまって、素朴な一読者として本の世界に入ってゆくのがむずかしくなる。

藤山さんのこの本は、彼が自身落語を演じるのを観て以来楽しみにしていた本なので、書評の約束などしないで読みたかったなあと思いつつ読み始めたのだが、読みだしたらどんどん引きこまれた。文句なしに面白い。面白いと同時に、藤山さんが落語に読みとる人間への洞察の深さと迫力に圧倒される。これを読んでしまったら、このあと落語の聞き方（観方）が今までと変わってしまう。より深く、よりパーソナルな自分を介在させて聞かざるをえなくなるような気がする。それに加えてところどころで、ああ自分も漠然とそんなふうに感じていたなと思う。でもうまくことばにならなかった。そこのところを藤山さんが見事にことばにしている。この本を書いたのが自分でないのが残念で、してやられたと思う。藤山さんの師である土居健郎先生の『漱石の心的世界』を読んだときにもそんな感じがした。言われるまでは気づいていなかったのだが、言われてしまうと、ああ自分も実はこんなことを感じたり考えたりしていたのだと思う。錯覚かもしれないが、本を読んで本当に面白いと思い感動するのはこういう感覚が生じたときであろう。

はじめの章で落語家の仕事と分析家の仕事との共通性が語られる。両者とも、単に知識や技術の習得でなく、パーソナルな部分を巻きこんだ修業が要求される。また両者とも仕事をしているときには圧倒的に孤独であり、また演じる（分析する）自分とそれを見る自分との分裂を経験する。藤山さんは「およそ人間存在のこうむる災厄のなかでも最も始末の悪い孤独と分裂というありよう、そしてそれとの格闘を、落語家も分析家もその営みの中心においている」という。多くの客を相手に、受けているかいないか瞬時にわかってしまう落語家と、たったひとりの患者を相手に、役立っているのかいないのかわからぬままに仕事をする分析家では大いに違うのではないかとも思うが、人は自分の好む対象のなかに自己（の一部）を見出すものだから、藤山さんも例外ではないのだろう。分析家は患者のなかに自己（の一部）を見出し、自分のなかに患者（の一部）を生きるのが仕事だが、そういう職業の秘訣を藤山さんは落語と落語家を相手に発動しているのだろう。対象を真に理解するとはつまりこういうことなのだと。

このあと落語の根多のいくつかの紹介と分析がある。藤山さんは落語を二つのグループに分ける。「よかちょろ」や与太郎ものなどの滑稽噺と、「芝浜」や「文七元結」などの人情噺である。そして落語らしい落語は滑稽噺であるという。「こういう奴はこういう奴なんだよ。心底こういう奴でどうしようもないんだよ。未来永劫こうなんだよなあ、やれやれ」滑稽噺はこういう人間の不毛性、反復性を描き出す。客がそれを見て笑うのは、自分のなかのどうしようもなさをも含めて笑うのである。談志が「落語は人間の業の肯定である」というのはそういうことなのだ。

ここで藤山さんは西欧の演劇の変化について語る。近代劇においては主人公個人の内面的変化が強調されたが、二〇世紀になってそのようなドラマツルギーをもっていない芝居が現われてきた。たとえばベケットの『ゴドーを待ちながら』は、なんにも起らない、なんの進展も変化も解決もない時間を現出させながら、商業的には大成功してロングランを続けた。藤山さんによると、滑稽噺はベケットの先駆者だということになる。

ここで私は漱石の小説のいくつかを思い浮かべた。漱石の小説の特徴の一つは、主人公が内面的にほとんど変化しない、成長しないことである。坊っちゃんは小説の始めから終りまで、短気で社会適応の悪いどうしようもない人間のままであるし、三四郎も田舎から東京に出てきて成長するかと思いきや、美禰子に翻弄されるだけで、あまり成長するようには見えない。『それから』の代助に至っては、始めから終りまで経済的に父親の世話になりっぱなしで、自立した人間になってゆかない。落語に出てくる若旦那と同じである。最後のところで、父親からの世話を打ち切られた代助は仕事を探しに表に飛び出すが、「頭が焼け盡きるまで電車に乗って行こうと決心した」だけで、とても職に就くようには思えない。ひょっとしたら狂気に陥るのではないかという不安を私の心に生じさせる。漱石は人間はめったに変わるものではないと繰り返し語っているのだ。漱石は落語が好きでよく寄席に通ったようだし、たしか何代目かの小さんと同時代人であることは幸せだとどこかに書いていた。漱石の文章への落語の影響ということはつとに言われているらしいが、私はそれを江戸っ子の語り口という点かと思っていた。しかし実は人間の不毛な反復性を語る点で滑稽噺と共通するようである。

一方人情噺には近代的なドラマツルギーがあって、たとえば「芝浜」ではアルコール依存の夫が夫婦愛で立ち直るというように、主人公が成長し、生き方を変化させるという。藤山さんは、こういう話は泣けるけれどもあまり落語らしくない、落語というものの本質からずれている根多だ、そして自身演ってみると、プロットのある人情噺より、そういうものがない滑稽噺の方がずっとむずかしいという。そうはいいながら、この「芝浜」の分析とりわけ三木助バージョンと談志バージョンの比較検討は実に鋭い。

「芝浜」の荒筋はこうである。

アルコール依存の亭主が大金の入った革財布を拾い、気が大きくなって大盤振る舞いをして寝てしまう。あくる日女房が、拾ってきた金などどこにもない、それは夢だという。亭主は大盤振る舞いの勘定に怖気づいて「死のう」というが、女房に励まされて借金を返すために真面目に働くことを決意する。三年後大晦日、真面目な働きの結果立派に店を出し、人も使うようになった亭主に、女房はもう潮時だと革財布を見せて、事の真相を話す。女房に騙されていたことにいったん腹を立てた亭主も最後には、自分を更生させてくれた女房に感謝する。女房は用意していた酒を飲むことをすすめるが、亭主は断る。「よそう、また夢になるといけねえ」

三木助バージョンでは、断酒して働くという生き方を女房が指し示している。亭主が「底つき」に至っているわけではない。これではアルコール依存からの脱出はできないのではないかと藤山さんはいう。談志バージョンでは亭主はこういう。「夢か、……ほしいほしいと思っていると見るってえけど、そんなもんかなあ、は、お前が隠すわけがねえんだから夢なんだよ、はは、がっかりさせやがんなあ、まあこういう話もねえことはねえだろうな」。ここで亭主は女房を信じていると告げ、自分の夢（だと女房に言われたもの）を願望の表現だと解釈している。つまり亭主が一人の人間として、一人の主体としてある認識の転換に到達する姿が描かれている、と藤山さんはいう。

藤山さんの談志へのほれこみは並々ならぬもので、「立川談志という水仙」という一章が彼へのオマージュとして捧げられている。すなわち、談志は落語というアートが現代の文化や文明のなかでどのようなものであるか、という問題にはじめて取り組んだ落語家で、よい落語家であると同時に、批評的、論理的にそれについて考える思索家であるという。

巻末に、談志の弟子である立川談春師匠との対談がある。談春師匠が本書の校正刷をしっかり読んで対談に臨んでいることがよくわかる。自身の芸と生き方を語る師匠の話は迫力がある。ただし藤山さんの突っこみは、自身「あとがき」で書いているように、いま一つ突っこみ切れなかったようである。落語家への憧れが強すぎて、インタヴューの達人であるはずの藤山さんも鋭鋒がにぶったのだろうか。

買って損のない本である。とにかく面白い上に、落語という日本文化の深さと、それに切りこむ精神分析の（藤山さんのと言うべきか）切れ味の鋭さの両方を堪能することができる。こんなことを言うと藤山さんに怒られるかもしれないが、この本は藤山さんが今までに書いた何冊もの本のなかで最上の一冊かもしれない。

（初出「精神分析研究」五七巻三号、二一一―二一三頁、二〇一三年）

藤山さんのこと――自己表現と自己抑制

藤山さんも国際精神分析学会の正会員であり、現在日本精神分析学会の会長でもあって、日本を代表する精神分析家である。その藤山さんは、子どものころから人前で何か演じることが好きで好きでたまらず、それが嵩じて落語を聞くだけでなく自らも演じるようになった。その蘊蓄を傾けたのが本書である。国際精神分析学会の正会員で落語を自ら演じる人はおそらく世界中に藤山さんひとりであろうから、この本は世界に類をみない本である。藤山さんは落語だけでなく俳句も作るし歌も歌う。人前で自己を表現するのが大好きのようである。精神分析家というものは分析中は受身的中立的態度を保ち、自己表現や自己主張は極力抑制しなければならないはずである。こんなに自己表現の好きな人がどうやって分析をしているのかと私には不思議に思えるが、むしろその矛盾こそが藤山さんの創造力の原泉なのであろう。

この書評で踏み込めなかったことが一つある。この本の主要部分は落語の根多の分析であるが、落語家は高座で根多を朗読するわけではない。その語りは、表情、ジェスチュア、扇子や手ぬぐいといった小道具の使い方を含む。そしてそこに表れる落語家の落語観や人間観、ときには客席とのやりとり、こういったこと全体が落語という芸を構成する。根多を分析しただけでは落語を分析したことにならないのは、たとえば楽譜を分析しただけでは演奏を分析したことにならないのと同じである。だからこの本は落語の根多の精神分析ではあるが、落語の国の精神分析にはまだなりえていないのではないか。自ら落語を演るという藤山さんがこのことに気づかないはずはなく、敬愛する談志を語ることによって、またその弟子談春と対談することによって、落語という芸の全体像に迫ろうとしているが、この試みは必ずしもまだ十分な成功には至っていない。われわれはそのような全体を分析する方法論をまだもっていないのであろう。

次の文章は、私よりかなり若い女性の心理士の書いた本（彼女の処女出版である）に寄せた序文である。これは書評というより推薦文といった方がよい。

三宅朝子著『物語がつむぐ心理臨床　こころの花に水をやる仕事』（遠見書房、二〇一二年）の「序」

校正刷の「はじめに」を見たら、冒頭に「この本は入門書である」とあったので、ちょっと心配になった。よい入門書を書くことは実はたいへんむずかしいことである。高度な専門書を書くよりむずかしいかもしれない。専門領域の知識が十分にあり、その知識が経験を通して身についたものになっていて、なおかつそれをこれからその領域に入ってこようという人たちに、専門用語に頼らずにわかりやすいことばで簡潔に書く必要があるからである。小説家・評論家の丸谷才一氏が、入門書を選ぶなら「偉くない学者の書いた厚い本」は捨てて「偉い学者の書いた薄い本を読め」というのはそういう意味である。正直言って三宅さんにそこまでの用意があるかしらと心配になったのである。

ところが読んでゆくと、クライエントの人生の物語に惹きこまれて、入門書ということなど忘れてしまう。不妊治療をする女性に始まり、少年期、青年期、中年期、老年期、そして死にゆく人に至るまで十人のクライエントがそれぞれの人生を語っている。これらの事例は、クライエントの匿名性を保持するために複数の事例から合成したり、一部創作したものだというが、作りものという印象はまったくない。そこにはまちがいなく生きた人間がある。三宅さんが多くのクライエントと面接を重ね、その経験が血肉になっているからこそ、そういうことができたのだろう。

一人ひとりの物語のなかに、その人の誕生、成長、成熟、そして病と死が語られているが、十の事例を通読すると、そこに人間の生涯が浮かび上る。現代の医療が人の心に目を向けられなくなっていることへの三宅さんの痛みと悲しみも伝わってくる。私はこれを読みながら、自分のみた何人かの患者のことを思い浮かべたし、それぞれの年齢での自分の生活、仕事、病、出会った人たちのことを思い出した。そこに人生の四季がある。三宅さんはそれを自然の四季の移りかわりと重ね合わせて書いている。三宅さんが自然の季節の移りかわりを感じとり、しかもそれを表現する美しい、そしてなつかしいことばを豊かにもっていることに驚嘆した。本書の見出し語から、私は今まで知らなかった季節をあらわす美しい日本語をいくつか学んだ。

三宅さんがかつて働いていたクリニックは広い田園のなかにあり、クリニックの白い建物は木々に囲まれていた。春には桜が咲き、夏には蟬が鳴き、秋には稲穂が実り、冬には雪があった。三宅さんは日々そういう自然の移りかわりと自然とともに生きる人たちを見ていたのだろう。そして詩人の心をもって、人間の生涯と自然の移りかわりを重ね合わせるようになったのだろう。

ところどころに精神分析の専門用語の説明がある。転移、逆転移、対象関係、解離などの専門用語が三宅さん自身のことばでわかりやすく説明される。もちろん先人のことばもいくつか引用されるが、いずれも三宅さんの身体をくぐり抜けたものだから、三宅さん自身のことばになっている。読者は、対象関係とはこういうことなのか、転移解釈とはそういうふうに言うことなのかと、目からウロコが落ちる思いがするであろう。また、クライエントを「抱える」とは一体どうすることなのかと、専門家の使うことばの意味をあらためて問い直してもいる。三宅さんがことばについてつねに考え、ことばを大切にしていることがよくわかる。こういうところは私自身たいへん勉強になった。

ただし、三宅さんの本意ではないかもしれないが、こういうところはとばして読んでもいっこうにさしつかえない。そういう解説を読まなくても、クライエントと三宅さんの織りなす物語のなかに入ってゆくには何の支障もない。まず物語があるのであって、専門用語が先にあるわけではない。専門用語は物語の深さと意味をむしろ限定してしまうこともある。

三宅さんはところどころで仕事場の情況を描写したり、自身の見た夢を語ったり、亡くなったお母さんを思い出したりしている。そしてそれがクライエントの物語と織り合わさって、三宅さんのクライエント理解を一層深いものにしている。読者は十人のクライエントの物語を読むと同時に、臨床家にしてかつ詩人である三宅朝子の人生にふれることになるであろう。

（初出『物語がつむぐ心理臨床』遠見書房、三―五頁、二〇一二年）

幼ないころの夢

この「序」の校正刷を読んだ三宅さんから手紙をもらった。三宅さんの許可を得ているわけではないが、その一部を引用させていただく。

「さらに何度も繰り返し読ませていただく中で、私はあることを思い出しました。小学校の卒業文集に私は「大きくなったら、詩や物語を書くことを仕事にしたい」といったようなことを書いていた。そのことが思い出されました。もちろん物語はクライエントさんの創造ではありますが、十二歳の私が夢見たことが、少し形を変え、いくばくか叶えられたかもしれない。そんなことも感じました」

三宅さんが十二歳でそういうことを夢見ていたとは、もちろん私は知らなかった。私の文章が三宅さんにその夢を思い出させたとすれば、「序」を書いた甲斐があったというものである。

規定枚数八枚から十枚の書評をいくつかとりあげたので、次に規定三枚から四枚の書評を三つとりあげる。三枚あるいは四枚で書くのはなかなかむずかしくいずれも少々オーバーしているが。はじめに、わが国の臨床心理学を築いてこられた先達の一人で、現在もなお現役で御活躍中の村瀬嘉代子先生の本の書評を紹介する。

村瀬嘉代子著『心理療法と生活事象 クライエントを支えるということ』（金剛出版、二〇〇八年）

本書は過去数年間の著者の論文と講演を集めたもので、被虐待児や発達障害児や非行に陥った少年や中年になった障害者や病を得た高齢者に対する著者のかかわりが、平明な言葉でていねいに語られている。まず表題に「心理療法と生活事象 クライエントを支えること」とある。この表題に、著者の心理療法が治療者との関係のみを重視する密室のなかのものではなく、クライエントの生活全般に目配りするものであることがよく示されている。そのために著者はクライエントに寄り添い、自分に何ができるかを探り、さまざまな技法を組み合わせ、あるいは自ら創案する。そういう積み重ねのなかから、著者のいう統合的心理療法が生まれる。

著者の寄り添い方は実にきめ細かく繊細で、並はずれて親切である。たとえばこういうエピソードがある。著者の若いころ家裁調査官として窃盗で逮捕された少年にかかわり、補導委託先として蕎麦屋さんを開拓して少年を預けた。しばらくしてその少年が大きな犯罪に巻き込まれそうになって著者に助けを求めてきた。ところが彼はかつての雇い主の蕎麦屋さんから窃盗を働いていた。それを知った著者は自らの不明を蕎麦屋さんに謝罪し、ちょうどもらったばかりの自身の給料袋を差し出したとある。評者には思いも到らぬ行為である。

一方こういう言葉もある。

「心理的に援助するということは、社会経済的な問題によって特色づけられ、規定されているにもかかわらず、それを心理的にどう対処するかというういくぶん課題のすりかえを含む難しい問題である」

たしかにこれは、クライエントの生活に目を向ける良心的な心理療法家がときに感じさせられることである。そこに心理療法の限界を感じて社会運動に身を投じる人もないではない。しかし著者は「ささやかでも質的に意味をもつアプローチによって、人のこころは励まされ、慰められる、希望をもちうるというのも事実である」と述べて、心理療法にとどまろうとする。そこには自らの限界を承知しつつもそのなかでできることを探求し実践しようとする強靭な精神がある。

理解が行為に結びつかねばならない、と著者は言う。

「何とか理論では何々であるという解釈や意味づけをしたあとに、ではどこから始めていくかという具体的な行為の展開が生き生きと浮かぶかどうかが大切である。それが浮かばないような、「それがどうした」という下の句がつくような解釈は、ほとんど意味がない」

まことにそのとおりで、評者も今後自戒とし、他人の論文を読むときにもときどき「それがどうした」とつぶやいてみることにしたい。

紙幅が尽きてしまったが、本書を通読して不思議に思うことを一つつけ加えておく。評者自身心理療法について自分の書いたものを後から読み直すと、患者に対する陰性感情が行間からにじみ出ているのがわかって苦笑せざるをえないことがしばしばある。ところが本書からはそういう感情がまったく読みとれない。著者は自身の営みを「ふつうのこと」と言うが、こういうことがふつうの人間に可能なことであろうか。

（初出「臨床心理学」九巻一号、一五三頁、二〇〇九年）

以上が書評であるが、ここに書ききれなかった村瀬先生の印象についてすこし書き加えておく。

不思議な人

村瀬先生は実に不思議な人である。この本の編者の一人青木省三さんも「おわりに」で「村瀬先生というきわめてとらえにくい存在」と書いているくらいだから、村瀬先生を不思議な人と思っているのは私だけではなさそうである。まずお齢がわからない。お会いするごとに、あるいはお会いしていても瞬間に印象が変わる。あるときは思春期の少女のようでもあり、あるときは頼りになる姉のようでもあり、またあるときはやさしい母親のようでもある。十七歳のようにも、三十歳のようにも、五十歳のようにも、七十歳のようにも、そしてときには何百歳のようにも見える。

お人柄もまたわからない。あたたかいのか冷たいのか、やさしいのか厳しいのか、穏かなのか激しいのか、どうもわからない。表情もまた千変万化である。微笑されたときのやわらかいやさしい表情、明確に意見を述べられるときの厳しい表情、そして一切を内に秘めて静かでなめらかな深い湖の表のような一見無表情に見える表情、実にさまざまである。村瀬先生がこんなにさまざまに見えるのは、きっと私のなかのさまざまな思いが先生に映し出されているのだろう。さまざまに見られるのは心理療法家として大切な能力である。自分の心のさまざまな層を心の深みまで降りていくことのできる人でないと、さまざまな投影を引き受けてさまざまに見られることはできない。

ここまで書いて、私自身は患者からどう見られているかが気になったので、何人かの患者から言われたことを思い出してみた。「先生（成田）は男か女かというより人間という感じ」「母親みたい」「常識的なことを言う人」「健康な人」「おおざっぱな人」「この世の人ではないみたい」など結構さまざまに見られている。しかしどうも私が意識的に思っているのとは正反対のことが多い。ちゃんとした男だと思っているのに女っぽく見られたり、世の常識から自由でありたいと思っているのに常識的だと見られたり、病む人の心と同じ心を相当もっているつもりなのに健康と見られたり、繊細だと思っているのにおおざっぱと見られたり、この世に生きているのにあの世に送られてしまったり、どうもろくな見られ方をしていない。ついこのあいだは「精神科のおじん」とも言われた。修行の至らぬせいではあろうが、しかしこんなふうに見られるのは私の責任ばかりではなく、見る方の患者にも責任があるであろう。そうでも思わないと救われない気がする。

こう考えたら、村瀬先生があんなにもさまざまに矛盾をはらんで見えるのは、私の心が混乱しているせいではないかと心配になってきた。そう心配しながらこの原稿を書いていると、以前に先生から頂いた『統合的心理療法の考え方』という御著書のなかの「「分裂病（統合失調症）の治ったお姉さん」と呼ばれて」という短いエッセイのことが思い浮かんだので、あらためて読んでみた。そしてちょっと安心したので、その内容を紹介したい。

村瀬先生がお若い頃家庭裁判所研修所の研究員をなさっていたとき、週一日精神科児童病棟で面接や心理検査を行うよう派遣をされて病棟に入られた。すると「あ、シゾ（統合失調症schizophrenia）になったんでしょ。治って復学したんだね」とシャープな感じの男子の患児が叫んだ。その男児は「初め一目見て、暖かくてそしてとても冷静、クールな人に見えた。こんな激しい矛盾を抱えていては分裂して参っちゃう、病気になる、と思った」と言う。先生は胸の痛む思いをしつつ、派遣の期間、ついに罹病の経験がないとは言い出せなかったとのこと。派遣期間が終わり、彼らの快癒を密かに祈りつつ別れの挨拶をされると、「無理するんじゃない、気をつけて」という言葉が贈られたとある。

これを読んで私が安心したのは、村瀬先生に対する私の印象がこのシャープな患児が語ったところとそっくりだったからである。村瀬先生が矛盾を抱えた存在に見えるのは私だけではないのだ。だから先生がそう見えるのは私に責任があるのではなく、先生の方に責任があるのだ、と思うことができたからである。しかしそうなると、村瀬先生は「シゾが治ったお姉さん」（傍点筆者）だからよいようなものの、私の方は患児と同じというわけだから、安心してはいけないのかもしれない。それとも病む人と同じ心をもっているのだから、「健康」ばかりではないのだと自信をもってよいのだろうか。

念のためつけ加えると、村瀬先生が「シゾが治ったお姉さん」と呼ばれて訂正なさらなかったのは、「この人みたいに治りたい、治れるのだ」という子どもたちの願いを感じとられたからである。先生の心が病む人の心に対していかに鋭敏か、そしていかに深いところまでひらかれているかをこのエピソードはよくあらわしていると思う。

十年以上前のことだが、一つ印象に残っていることがある。何の学会だったか忘れてしまったが、シンポジストとして村瀬先生と隣り合わせに壇上に座っていたことがある。幕があく前に先生が「こういう場面になるといつも緊張して体がふるえてしまうのです」とささやかれた。そのときの村瀬先生は初舞台にのぞむ少女のバレリーナのように見えた。このような場面を何度も経験していらっしゃる村瀬先生でもまだ緊張されるのかと私は思いつつ、「私もはじめは緊張してしまいましたが、このごろは慣れてきて」などと言った。幕が上って討論が始まると、村瀬先生は冷静にかつ鋭く討論された。初舞台にのぞむ少女は消えて、堂々たるプリマドンナの姿があった。

私はこのエピソードのことはその後すっかり忘れていたが、あるとき越路吹雪さんの晩年のエッセイを読んでいたら、いまだ舞台の袖で出を待っているときは歯がガチガチ鳴るほどひどく緊張する、歌手生活が長くなってもこのときの緊張感は初舞台のときと同じだとあった。愕然とした。大歌手といえどもこのように緊張するのだ。いや、このように初心を失わず、その都度初めてのように緊張することができるからこそ大歌手なのだとようやく気づいたのである。村瀬先生の緊張もそのようなものだったのだ。それに臨床家はクライエント一人ひとりにまったく初めて出会うのであり、その都度初舞台なのだ。そう気がついたら、村瀬先生の前で「このごろ慣れてきて」などと言った自分が恥ずかしくなった。何たる厚顔であったかと。このことをいつか村瀬先生にお話し、失礼をお詫びしたいと思っていたのだが、まだその機会を得ていない。この場を借りて、遅ればせながら気がついたことを御報告し、お詫びと御礼を申し上げておきたい。

もうひとつ、先生の印象を付け加えておく。村瀬先生を繊細と言う人は多いが、そして私もそう思っているが、ときにきわめて大胆なことをずばりと言われることがある。たとえば先に引用した「心理的に援助するということは、社会経済的な問題によって特色づけられ、規定されているにもかかわらず、それを心理的にどう対処するかというういくぶん課題のすりかえを含む難しい問題である」という文章の「課題のすりかえ」というところなど、ドキリとするような言葉である。多くの良心的な精神療法家が内心感じていながら言葉にするのをためらって言えずにいるような言葉である。また「「それがどうした」という下の句がつくような解釈はほとんど意味がない」というところなど、先生が私の論文を読んで「それがどうした」とつぶやいていらっしゃるのを想像すると、そら恐ろしい気持になる。

また、私がこの書評の中で、「本書からはそういう感情（患者に対する陰性感情）がまったく読みとれない。著者は自身の営みを「ふつうのこと」と言うが、こういうことがふつうの人間に可能なことであろうか」と述べたのに対し、のちに書いてくださった私の本（『精神療法の深さ』）に対する書評（「精神療法」第三九巻三号、一四三―一四五頁、二〇一三年）の中で、「セラピストとしての自分自身に対する不満、それに基く苦い反省は多くあるが、クライエントに対しては陰性感情的な気持はあまり生じない」と述べていらっしゃる。この言葉は、患者に対する陰性感情の処理に日々苦労している私には驚くべき言葉で、思わず「先生、本当ですか」と言いたくなるほどである。村瀬先生はこういう大胆な言葉をなにげなく口にされる怖い人でもある。

もう一つ思い出した。数年前に行われた日本精神分析学会五十周年記念大会のシンポジウムで、私は「精神科医として精神分析を学ぶ」という発表をした。私の精神科医としての仕事を学会の動向と重ね合わせながらふり返って自分史を語ったような発表である。それが学会誌に掲載されたのを御覧になった村瀬先生が私にお手紙をくださった。そのお手紙に、私（成田）のしてきたことが村瀬先生が長年ひそかに考えてこられたことと同じようであったので「励まされ、少し心を安んじることができた」とあった。私の粗雑な仕事が村瀬先生のきめの細かい厳密なお仕事と同じなはずはなく、あまりにも過分なお言葉ではあるが、先生からそう言っていただいたことで私は大いに励まされ安心することができた。特別に親しいわけではない一後輩の仕事にまで目を配り、励ましの手紙をくださったことを心から感謝している。私などにもこういう配慮をしてくださるくらいだから、村瀬先生から励ましを受けた人はきっと多いであろう。私は自分が後輩の仕事にこれほど広く目配りし、評価し、励ましを与えているかをふり返って、そういうことがあまりに少ないことを思い知って、また恥ずかしく思った。残された年月、すこしでも村瀬先生の真似をして、若い人たちに励ましを与えることができればと思っている。村瀬先生は私たちを見守り、私たちの心を映し出し、私たちに自分を気づかせ、ときには驚かせてくださる人である。大事な人である。私からも「御無理をなさらず、お気をつけて」という言葉を贈りたい。

次に、尊敬する先輩、神田橋條治さんの書評集の書評を紹介する。書評集を書評するのは私にははじめての試みだった。規定三枚のところ四枚をすこし超えてしまったが、無理を言って、掲載してもらった。今読み返してみて、敬称をどうするかについて私がすこし自由になっているなと思う。もう一つ、短い文章の中でちゃっかり自分の本の宣伝をしているなとも思う。

神田橋條治著『本を遊ぶ　神田橋條治書評集』（創元社、二〇〇九年）

書評を読むのを楽しみにしている人が二人ある。一人は小説家・批評家の丸谷才一氏、もう一人が神田橋條治氏である。丸谷氏は軽妙な語り口で本の内容を紹介し、他と比較しつつその本を文学の伝統のなかに位置づけ、その本がそこから生まれてきた文明について論じる。しかも本のことだと思って読んでいるうちに、丸谷才一という一人の人間が目に浮かぶようになる。

神田橋さんの書評は、対象が専門書ということもあって広く文明を論じるわけではないが、背景にいつも精神医学の現状への批判のまなざしがある。語り口は軽妙だし、いつのまにか神田橋條治という人間が浮かび上るのも似ている。そして何よりも二人に共通するのは、対象となる本とその著者への愛が根底にあることである。

本書は書評集と銘打ってあるが、ところどころに短いエッセイや自著のあとがきなども含まれていて、読んでいて楽しい。書評にとりあげられている本は狭義の精神療法に関するものばかりではなく、統合失調症や双極性障害や薬物療法に関するものなど幅広い。良い臨床家になるには何を読んだらよいかの一例にもなっている。それらを論じる神田橋さんの基本姿勢は「実務家としてコモンセンス」である。その姿勢を保ちつつ、対象となる本の性質を明確にし、その良いところをとり出し、読者に推奨してくれる。ただし、ただ褒めているばかりではもちろんない。本の内容についても、訳書の訳文についても鋭い批判がある。その鋭さは「時折、意地悪したくなる癖がなかなか治らない。もう治らないかもしれない」と御自身告白しているほどである。でも、神田橋先生、お若いころよりずい分治ってきましたよ。「意地悪」が的確で良質な批判へと昇華されてきていますよ。

もう一つ感心するのは、本のことを語りつつ自身のことを語り、自身のことを語るかと思えば本のことを語る、その呼吸の妙である。私の本『新訂増補 精神療法の第一歩』の評をとりあげてみよう。

この本は若い頃（と言っても四十歳）に書いた初版に現時点（六十七歳）での私の考えを追補や付章という形でつけ加えたものである。書評のはじめに「自分のできもしないことを集めて書くといい本になります」という河合隼雄先生のことばを聞いたときに、執筆中の自著のことを思って冷や汗が出たという思い出について九行ばかり書いてある。そのあとが私の本についてのコメントで、これが十四行ある。そのあとの八行がまた御自身についてのふり返りである。つまり文章の半分以上は私の本のことではなく、御自身の経験やら感慨やらが書いてある。ところが読み返してみると、御自身のことを語っているようで、実は私の本のことだとわかる。冒頭の河合先生のことばの引用など私の本の初版への意地悪そのもの（つまり的確で良質な批判）であるが、後の文章では追補や付章について「現時点での成田さんの到達が総じて常識的で平凡にさえ見えることに気づかれるであろう。（中略）成熟とは平凡風に向かっての歩みであるとの格言が実証されている」とある。このことばは御自身の成熟についての感慨でもあろうが、そして多分褒めてもらっているのだろうが、「一生かかってあたりまえのことしか言えないのか」と意地悪言われているようでもあり、自分でもそのとおりだと思うので無念至極である。ともかくそのあたりの呼吸が絶妙なのである。読んでいるうちに自分の本が評されていることなどつい忘れてしまい、うまいものだなあと感心してしまう。

「本を遊ぶ」という表題はたいへん良い。神田橋さんが楽しみながら芸の限りを尽していることがよく伝わる。「本と遊ぶ」ではちょっと素人っぽいし、「本に遊ぶ」となればこれはもう名人である。「を」としたところに自負と謙遜の両方がにじみ出ていて実によい。皆さん楽しんで読んでください。勉強にもなります。

（初出「精神療法」三六巻一号、一三五—一三六頁、二〇一〇年）

臨床の天才

神田橋さんは九州大学出身の、私より数年先輩の精神科医ですぐれた精神療法家である。天才的な治療者と言ってよく、発言にも著書にも臨床の知恵がいっぱい詰っている。

私は日本精神分析学会に若いころから参加してはいたが、はじめの十数年は質問も発表もしなかった。慶應や九大の方々が難解な専門用語を駆使して空中戦を演じるのを傍観していただけであった。自分の臨床との距離を感じることが多く、ひょっとすると発表者も自身の臨床と乖離したことを喋っているのではないかと勘繰ったりしていた。そういうところで神田橋さんが発言すると、話が急に臨床経験に近くなり生きいきしてくる。すごい人だなあと思っていた。

そういう私が四十歳のときに、上記の書評のなかで言及した『精神療法の第一歩』という小冊子を書いた。それを読んだ神田橋さんがある学会で私に近づいてきて、自身がリーダーをつとめる九大の研究会で話をしないかと誘ってくださった。神田橋さんは当時から分析学会のリーダーの一人であり、強烈な個性もあって有名であった。まったく無名の私は声をかけられてびっくりもし、光栄にも思い、喜んでその研究会にうかがって「精神療法の深さ」という話をした。それ以後、名古屋で行っている私どものセミナーに講師としておいでいただいたり、互いに著書を贈ったり贈られたりするおつき合いをさせていただいている。そういうおつき合いがもう三十年以上になるが、ふり返ってみると、実際に会って話をしたのはおそらく数回しかない。自分でも意外なほど少ない。しかし私は神田橋さんからたいへん大きな影響を受けている。自分の書くものに、引用と断ったところ以外にも神田橋さんの口移しがあるのに気づいてはっとすることがある。師弟関係を結んだわけではないが、私は神田橋さんを師の一人と思っている。

神田橋さんの言葉にはそのときドキリとするものばかりではなく、あとから気づいて冷や汗の出るようなこともある。たとえば、あるとき神田橋さんから「自分（神田橋）は自分の言ったことが患者にどう影響するかをいつも考えている。あなた（成田）は自分が納得することが大切と思っている」と言われた。言われたときはなんだか褒められたような気がした。相手に対する影響を計算しているより、自分自身の納得を大切にしている方が誠実なように思えたからである。この話をある若い同僚に話したら、「それは先生（成田）がひとりよがりってことじゃないの」

と言われた。愕然とした。治療者たる者自分の言動が患者にどう影響するかを考えねばならないのは当然のことである。自分が納得しているだけでは駄目である。このごろ若い治療者が「神田橋先生から褒められた」とよく言ってくるが、「褒められたような気がするときは要注意」と忠告するようにしている。

最後に、友人山中康裕さんの著作集全六巻の書評を再録する。総頁千八百頁にも及ぶ著作集を四枚で書評するという、私にとってはたいへんむずかしい仕事であった。

『山中康裕著作集』全六巻、岸本寛史編集（岩崎学術出版社、二〇〇一―二〇〇四年）

『山中康裕著作集』全六巻が完結した。第一巻「たましいの窓」以下すべての巻に「たましいの」という言葉が冠され、一巻と二巻が児童・思春期の臨床、三巻と四巻が心理臨床の探究、五巻と六巻が芸術・表現療法にあてられている。内容は早期幼児自閉症についての論考から、児童・思春期、成人期そして老年期に至るさまざまな病態についての論考まで、多数例を積み重ねた実証的な研究から一個人の内的世界に深くかかわる事例研究、さらには病跡学まで、言葉による面接ばかりでなくさまざまな芸術・表現療法まで、さらにはサイコセラピストの訓練に関するものまで実に幅が広い。その一つ一つを紹介するわけにもいかないので、全巻を通読して評者の感じたことの二、三を述べる。

全巻の表題に「たましいの」という言葉が冠せられていることにはじめは多少違和感を覚えた。「たましい」という言葉から非科学性、神秘主義、客観性を欠いた感傷性などが連想されたからである。しかし全巻を読み、著者の声を聞きとり著者と対話するうちに、「たましい」という言葉が著者の仕事を貫くキーワードとしてもっともふさわしいものと思えてきた。著者は現実の世界、意識の世界に十分目配りはしつつ、イメージの世界、夢の世界、無意識の世界そして超越的世界にまで深くかかわっている。著者がそこにいることで、患者のたましいの深みがおのずとひらかれている。あるシンポジウムで司会者が「山中先生は心の深層に深く入って、分析して、探って」と述べたのに対し、著者は「私は探ったことはほとんどない。そうではなくて、ごく自然に行を共にするというか」と答えている。そのような著者の姿勢があってはじめてたましいに参入することができるのであろう。そしてこの姿勢とたましいへの関心は、主観を排除し統計的に処理しうるもののみを重視する現代医学の傾向に対して警鐘を鳴らすものでもある。

もう一つはじめのうちすこし抵抗があったのは、著者が言語面接だけでなく箱庭、絵画、写真、俳句や詩歌、風景構成法、コラージュ、スクイグル、その他著者自身の開発になるさまざまな技法など、あまりに多彩な技法を用いることに対してである。一体ひとりの治療者にこんなにたくさんのことができるのかしらという疑問があった。ところがそれらの技法が用いられている事例を読んでみると、著者がわざわざ特異な技法を用いているという印象はない。患者に波長を合わせようという営みのなかから、その人と時にふさわしい技法が生まれ、それが「たましいの窓」となって患者の心が大きく展開している。著者は多彩な技法を駆使しようなどとは思わず、ただ患者のたましいに参入しようとしているだけなのであろう。こういう例は枚挙にいとまがないが、一つだけあげるとすれば第二巻二四頁からの「カザグルマの免許証」の少女とのかかわりをあげておきたい。犬のように振る舞う少女に対して風景構成法を用い、少女が犬にならざるをえない気持と事情を解明したもので、評者にとっては本当に不思議なことを著者は実になにげなくなしとげている。著者が子どもの心、若者の心、老人の心を自身のなかに生かし続けているからこそ、こういう不思議が可能になるのであろう。

本著作集のもう一つの楽しみは、各論文のあとに、「補記」として論文執筆当時のいきさつ、状況、それにまつわる思い出、そして現時点での著者による評価などが記されていて、そこから著者の人生や人柄がかいま見られることである。著者と同時代を生きてきた評者にとっては、著者のとりあげているさまざまな出来事（戦争、伊勢湾台風、時々の学界の動向など）が今となってはなつかしく、自分の人生を振り返るよすがとなった。それればかりではない。全体を読み進むうちに、ひからびかけていた評者の心に水が注がれ、閉じかかっていたたましいへの通路がすこしひらかれる思いがした。同じような経験をする読者も多いであろう。

終わりに編者の岸本寛史氏に感謝しておきたい。著者を師と仰ぎ、師のよき言葉を記録する岸本氏の傾倒ぶりは、ゲーテに対するエッカーマンもかくやと思われるほどである。その傾倒が本著作集をよきものにし、斯界の一記念碑たらしめている。

（初出「こころの科学」一一七号、一〇〇頁、二〇〇四年）

なつかしい友人

山中康裕さんは私の中学の同級（同学年）生である。同学年だがクラスは違っていたし、私は人見知りする方なので、そのころからの親友というわけではない。ただ彼は小柄だが活動的で目立っていたし、私の方はやせて背がひょろ高くて目立っていただろうから、互いに見知ってはいた。その後高校、大学、精神科医局とそれぞれ別の学校だったので、何年も会わなかった。山中さんは精神科医としては早熟で若いころから頭角をあらわしていたから、私は彼の書いたものを読んだり講演を聞いたりはしていた。講演を聞きに行っても一番うしろの席で聞き、挨拶もせずに帰ってきたから、彼は私が聞いていたことなど知らないであろう。

彼は三十代の終りごろ名古屋から京都に移り京都大学教育学部の助教授になった。そこでいろいろ苦労もあったようだが、やがて教授となり学部長まで務めた。その間に臨床心理学の領域で実に幅広い仕事をしたことはこの著作集によく示されている。外国の研究者との交流も多い。学問のほかにも絵も上手いし、漢詩も作るし、書もよくする。哲学者や詩人や小説家などとの交際も広い。

若いころの私は彼の活躍を遠くから眺めていた。はじめて同業ですと挨拶したのは、マスターソンが来日したおり京都で行われたセミナーのときである。二人とも四十を越えていた。それ以来山中さんは私を京大の集中講義や研究会に招いてくれたり、いろいろな人に引き合わせてくれたりした。引っこみ思案の私を世の中に出してやろうとしてくれたのだろう。感謝している。

彼は子どものころからの股関節の病気で杖を持っているが、並んで歩くといつも彼の方が速い。六十を過ぎてから大きな病気もしたようだが、しばらくすると何事もなかったかのようにまた元気に仕事をしている。彼のことを思うと、あの、人の心をなつかしい思いにさせるような笑顔が思い浮かぶ。中学で知り合って以来はや六十年、お互い齢をとった。彼の健康を祈るや切である。

次の文章は私の師のお一人笠原嘉先生が精神科医としての六十年をふり返って『精神科と私』という本を出版されたとき、教室員の有志が集まって「合評会」なるものを開いたときの私の発言の要旨である。若い教室員から私のような老人に至るまで数人がそれぞれ勝手な感想を述べるのを先生は微笑しつつ聞いておられた。

笠原嘉著『精神科と私　二十世紀から二十一世紀の六十年を医師として生きて』（中山書店、二〇一二年）を読んで

先生が精神科医として仕事をしてこられた六十年は精神医学、精神医療の激動の時代であった。とくに名古屋大学教授として着任される前後の十年ほどは、いわゆる大学紛争の嵐が吹きすさんだときである。ただこの激動の時代に笠原先生はすでに体制の側におられた。この紛争を「父と息子の争い」「同士討ち」と捉えていらっしゃるところにそれがよくあらわれている。私自身も同じ激動の時代を生きてきたが、笠原先生より十三歳年下の私は反体制側に属し、体制を変革したいと思っていたから、この争いを「同士討ち」とは捉えられず、「組織対個」「支配と被支配」という形で捉えていた。だからインターン廃止闘争に加わり、医師国家試験も一回ボイコットし、大学院や博士号もボイコットしてきた。同じ時代を生きても反対側からものを見ていたのだなと思う。ただ四十年近くたった今ふり返ってみると所詮同士討ちだったのかとも思う。

その激動のなかで、先生が何かに献身したい、病人の役に立ちたいとずっと思ってきたと述べていられるところに強い感銘を受けた。この先生のお気持が本物であることは、大学病院やクリニックでごいっしょに働いてきてよくわかる。そのことに敬意を抱いている。

先生が実に多くの人と会い、しかもその一人ひとりをよく覚えていらっしゃるのに驚いた。人との出会いを大切にされていることは、一人ひとりのお名前にルビがふってあることにもあらわれている。たとえば村上仁（むらかみ・まさし）、石川中（いしかわ・ひとし）といった具合である。私など村上仁先生は「むらかみ・じん」と思いこんでいたし、石川中先生などはお名前の読み方がわからず、引用のたびに、漢字で書くから読み方がわからなくてもすむので助かるなどと思っていたのである。

先生は御自身の研究や著書のいくつかについてもふれられている。先生の学問について私の感じている特徴の一つは、広く世界に目を向け、外国の文献に目を通し、最新の情報を吸収していらっしゃるということである。たとえばＤＳＭ－Ⅲが登場して間もないころ、先生は医局の勉強会でこれを紹介し、検討された。当時私は外国の診断基準などにはたいして興味はなく、先生がなぜそれを重視されるのかわからなかったが、その後ＤＳＭ－Ⅲが世界の精神医学に及ぼした影響の大きさを考えると、先見の明と言わざるをえない。ＤＳＭ－Ⅲに先立って、木村敏先生との共著でうつ病の分類をされたとき、多軸診断的考え方をされていたので、ＤＳＭ－Ⅲに共感されたということもあるであろう。ただし、決してＤＳＭ－Ⅲ一辺倒になられたわけではない。お若いころから人間学に深い関心を寄せられていた。統合失調症とうつ病者の生きる意味方向性をそれぞれ「出立」と「合体」としてとり出された「精神医学における人間学の方法」という論文などは、笠原人間学の到達点を示すものだと思うが、先生御自身はこれを代表論文の一つと考えていらっしゃらないことが私には意外であった。しかし先生の人間学への関心は、先生のお仕事を一貫して流れている人間の全体を見ようという姿勢につながっていると思う。

先生は世界的視野をもちながら、臨床研究はローカルでよい、むしろそこに価値があるとのお考えで、わが国特有と考えられていた重症対人恐怖症や大学生のアパシーについての研究もされた。

名古屋大学精神科の教授として着任された以後を語られた章では、教室員とその仕事について多くを語られている。教室員一人ひとりを実によく見ておられて、よいところを評価してくださっている。そんなところまで見ていてくださったのかと感激した教室員も多いと思う。先生とお話しするとき、ところどころで先生の人物評価が実にシビアーなことがわかって冷や汗の出ることがあるが、評価すべきところはちゃんと見ていらっしゃったのであろう。

教授選のとき、私は師の伊藤克彦先生を推していたので、笠原先生が教授にきまって着任されたときにはどう接してよいかわからず、状況によってはいつでも大学を辞めるつもりでいた。しかし教授は、対立候補を推していた私にも公平に接していただき、いろいろ書いたり話したりする機会と場所を与えていただいた。文中に「成田先生には何かと助けてもらいました」とあるが、私がお助けしたわけではなく、先生に機会と場所を与えていただいたということである。

京都から名古屋へ弟子一人つれずにおひとりで赴任してこられて、いろいろ御苦労もあったと思う。教室の研究グループの一つと共同で研究しようとされたが、これはどうもうまくゆかなかったようで、「始祖が違うと融合できない」と書かれている。おそらくそのほかにも不愉快なことが多々おありだったと思うが、そういったことにはふれられていない。私なら腹立ちまぎれに言わなくてもよいことをたくさん言いそうなところで、先生の寛い心に感嘆した。

名古屋大学教授ついで藤田保健衛生大学教授を退かれてからも、京都に帰られることなく、名古屋市内のクリニックで院長として働いておられる。幸い私は同じクリニックで十年余ごいっしょに働くことができた。先生はクリニックの一臨床医としてていねいに患者をみておられる。先生の名声を知って遠くから来る患者もあるが、先生の経歴などまったく知らず、町のおじいちゃん先生と思って来る患者もたくさんある。どんな患者に対しても先生の態度に変わりはない。

本来なら私がもっと先生をお助けし、いずれはあとを引き継いで責任を負うべき立場であったのに、病を得て先に退職してしまいまことに申しわけなく思っている。先生の御健康を祈る。

以上が合評会での発言要旨であるが、笠原先生は私にとって非常に大きな存在なので、もうすこし先生について書いておきたい。

笠原先生と私

笠原先生が名古屋大学精神医学教室に教授として着任された一九七二年はまだ大学紛争のさなかであった。教授選の過程で教室内の意見が割れ、主流派の推す京都大学出身の笠原先生に対し、非主流派のわれわれは本学出身の伊藤克彦先生を推し、連日激しい議論があった。この対立の中で私は人間性のさまざまな面を否応なく見ることになったが、この経験は私の人間理解を単純化から救い、その後の精神科医としての成熟に役立った。こういう状況の中で医学部教授会は笠原先生を精神科教授に決定した。

今思うと、教授も不安な気持で着任されたと思う。教室の「民主化」によって人事権を中心とする「教授権力」は消失していた。教室運営に教授の介入する余地はほとんどなかった。そういうところへ教授は弟子一人伴うことなく単身赴任された。のちにうかがったところでは、敵地に一人落下傘で降下するようなお気持であったという。しかしこういうことはのちになってはじめて考えたり知ったりしたことで、当時のわれわれは教授がわれわれにどう接せられるか、またわれわれは教授にどう接したらよいかに戦々兢々としていたのが実情であった。

しかししばらくすると、教授が対立候補を推していたわれわれにも公平に接せられることがわかってきた。われわれの方もしだいに教授に虚心に接せられるようになった。

私個人は教授に実に多くの機会と場所を与えていただいた。それまで何一つ学会発表をしたことのなかった私を、教授が座長を務められた日本精神神経学会総会シンポジウム「精神療法」のシンポジストに指名してくださったり、雑誌の特集に教授に代って書くように推薦してくださったり、さまざまな機会を与えていただいた。私が四十歳のときに書いた『精神療法の第一歩』という本も教授の指示によるものである。教授の指示がなければ、私が多少とものを書く人間になることはなかったと思う。ふり返ると私の書いたものの多くは、とくに四十代の仕事のほとんどは笠原教授のおすすめによるものである。当時はありがた迷惑と思っていたが、のちに思うと実に大きな学恩であり、心から感謝している。

私の最初の師・伊藤克彦先生は私に論文を書けとか学会で発表せよとかは一言も言われなかった。臨床に専念し内に満ちるものがあればいずれおのずと外に表れるであろう、と思われていたのであろう。先生御自身そういう生き方をされていた。私は伊藤先生、笠原先生という二人の師に出会えたこと、しかもこの順序で出会えたことをこの上ない幸運と思っている。伊藤先生からはもっぱら臨床家としての基本的な姿勢を学び、笠原先生からはそれに加えて臨床を学問にすること、そしてそれを表現することを教えられた。

外から見ると私は笠原教授の愛弟子のごとく見えたのであろう。事実多くを教えられた弟子であることは間違いない。しかし私としてはあくまで外弟子のつもりであった。教授選のいきさつからも内弟子を自認することはとうていできなかった。また私の性分として師のふところに飛び込んで甘えるということができないこともあって、距離のある関係であった。さきほどとりあげた本の中で教授は、師の村上仁先生の影響か自分もしだいにシゾイド的になったと述べていられる。名古屋大学での経験が先生をより一層シゾイド的にしたかもしれないと心が痛む。また私については「(成田は) 村上仁先生ほどではないがソフトなシゾイドで」とある。すこし距離のある関係が互いに（とくに私の方が）安心だったのかもしれない。

教授は名古屋大学医学部付属病院長を務められ、ついで日本精神神経学会理事長を二期六年務められた。両方ともたいへんな激職である。とくに日本精神神経学会理事長は学会紛争のさめやらぬ時期であったからひとかたならぬご心労であったと思う。しかしその間も日々の臨床をおろそかにされることはまったくなかった。

先生が名古屋大学ついで藤田保健衛生大学を退かれたあと、名古屋に骨を埋められるとうかがって、私の友人で精神科病院の院長である榎本和医師が、実弟で理事長の加藤仁医師とともに精神科外来クリニックを新設し、笠原先生を院長にお迎えすることになった。このあたりのいきさつについても、笠原先生はさきほどあげた本の中に、榎本、加藤両氏の写真をあげて語られている。私もそうだが、先生の本の中に自分のことが書かれているのを知って両氏もうれしく思ったであろう。

このクリニック新設のときに私にも声をかけていただいたので、十年余を笠原先生とごいっしょに働くことができた。長い教授生活のあと民間クリニックの院長として働かれるのはたいへんな変化のはずだが、笠原先生は実に自然にこの新しい役割に適応されている。これこそ自分のやりたかったことだと思われているようである。スタッフの選任、診療の充実といったことばかりでなく、経営面にも目配りされている。

私は十年余を同じクリニックで働きながら、笠原先生とお話ししたことは数えるほどしかない。先ほど述べた私の性分ゆえに、貴重な機会を失ってしまったのではないかと思うこともある。しかし臨床も学問も空気伝染である。直接教えられなくても、笠原先生という存在の近くにいるだけで高次の空気を呼吸していることになり、知らず知らず大きな影響を受けているのだと思う。

これでこの章は終る。ここにとり上げた書評は自分なりにまあよく書けたと思うものだが、それは対象とした本がよい本だったからである。読者にもこれらの本を読んでもらいたい。

第三章　医学と心理学、そして学派間の対話の場を編集する

(一)　編集は創造である

これまでに精神医学、精神療法に関する本を十一冊ほど編集した。自分でこういう本を作りたいと思って作ったものもあり、出版社からこういう本を作ってほしいと依頼されて編者になったこともある。そういう経験についてすこし書いておきたい。

本のテーマが決まると、誰にどのようなことを依頼するかを考える。このとき、自分がそのテーマについてどういう問題意識をもっているかをあらためて考えさせられる。また、そのテーマについて誰がどういう研究をし、どのような論文や本を書いているかを知っていないといけない。問題意識と広い目配りと見識が必要である。ときには、まだまとまったものは書いていないがよい実践をしている人を見出してその人に書いてもらう、いわば新人発掘ということもできるとよ

い。編者になるということはなかなかたいへんなことなのである。その本が編者の思想や見識を反映して独自の特徴をもつようになるから、編集も創造活動である。論文や著書が一次的創造であるとすれば、編集は二次的創造である。二次的だからといって一次的創造より価値が劣るというわけではない。送り手と受け手を結ぶ重要な、そしておもしろい仕事である。

わが国には『万葉集』や『古今集』といったアンソロジーが古くからあり、編纂という仕事の重要性が早くから認識されていた。『古今集』の編者紀貫之の「仮名序」には、二次的創造者としての貫之の見識と自負がよくあらわれている。私は学生のころから『文藝春秋』の愛読者であるが、この雑誌は良質の保守性を保ちつつ、ひろがりとやわらかさを合わせ持っていて、読者を大切にしているという感じがする。そこにはこの雑誌を創刊した菊池寛の個性と思想が反映していると思う。

私の編集した本にも私なりの個性、特徴があらわれているはずだと思うが、それがどういうものなのか自分ではもう一つよくわからない。ただいつも読者としての自分の関心から出発し、自分が読みたいと思うものを書いてもらうようにしてきた。

(二) 編者としての問題意識

私の編者としての問題意識がよくあらわれている例として、氏原寛先生と共同で編集した『転移／逆転移　臨床の現場から』（人文書院、一九九七年）をとりあげてみる。

私が椙山女学園大学の教員をしていたとき、氏原寛先生が私どもの大学に来てくださって、四年間同僚として仕事をするという幸運に恵まれた。先生は私より一回り以上年長で、日本の臨床心理学を創りあげてこられた先達の一人である。私は先生の裏表のないからりとしたお人柄に惹かれ、またその精力的なお仕事ぶりに大いに刺激を受け、ごいっしょに仕事をした四年間に先生の強いおすすめで本を数冊共同で編集した。この本はそのうちの一冊で、表題の『転移／逆転移』は氏原先生の提案である。このテーマは私も以前から関心をもっていたのでよろこんで同意した。この本の「まえがき」に書いたことと重なるが、私の問題意識は次のようなものである。

転移／逆転移について語ることには、治療者を逡巡させるものがある。理論的理解だけでなく、それに必ずしも収まりきらぬ生身の自分について語らねばならず、そこに治療者の体験の深さ（浅さ）と人格が否応なくあらわになるからである。とりわけ逆転移を語ることは、通常人前では口にしない（できない）自身の深い感情をあらわにすることになり、社会的な「私」の底に隠れている生身の「私」を露呈することになる。しかもその「私」は、自分がかくありたいと願っている私とはかなり違っていることがほとんどなので、そこに恥の気持が生じる。場合によっては、他者からの非難や軽蔑を招くのではないかという恐れも生じる。ときには、自己を語ることが露出症的に、あるいは自己愛的になるのではないかという不安も頭をかすめる。転移／逆転移について語ることは、自己に対する仮借ない眼と勇気を必要とする、難しい仕事なのである。

私自身以前から転移／逆転移に関心をもち、不充分ながらいくつか経験を報告し考察を重ねてきたがそのなかで、とりわけ逆転移を語ることの難しさを痛感してきた。イルマの夢の解釈におけるフロイトほど正直になることはなかなかできそうもない。

いくつか論文を読んでいると逆転移の語り方の一方の極には、特定の理論に依拠し、理論の要請する逆転移を起こし（起こしたことにし）、理論に従ってそれに気づき利用した（したことにする）という論文がある。こうなると治療者は「私」を語っているようにみえて、実は生身の「私」は登場せず、ただ理論の例証を自分のなかに見ているだけである。この手の論文は、ある理論を頭で理解しいくつかのテクニカル・タームに習熟すればむしろ容易に書けるらしい。こういう頭で書いた論文を読む素朴な読者は「なんだか変だな」「ほんとかしら」と心の一隅で感じつつもいちおう感心してしまう。世にこういう論文はけっこうある。

もう一方の極には、理論などは無視して（というよりはじめから学びもせず）、ただ生身の「私」の感じたことを素朴に表明するというやり方である。「とにかく私はこう感じたんです」という体当たり的告白である。こういう告白は、周囲から見ると危うい感じがして、その人が傷つきはしないかとハラハラするのだが、当の本人は告白することに自己愛的満足を得ているから、むしろ得々と語っていて、周囲の心配などどこ吹く風である。そこには自己を突き放して見る眼も、経験を理論と照合するという学問的手続きもない。はじめはハラハラしていた周囲も、そのうちにげんなりすることになる。

このどちらかになりさえすれば（もっとも、頭で書く方は横文字が読めないと書けないようだが）、逆転移についていくらでも語ることができそうである。このどちらにも偏るまいとすると、つまり「生身」の体験を大事にしながら同時にそれを突き放して見つめ、理論と照合し、理論のなかに位置づけ、ふたたび「私」の体験に立ち戻る。これを繰り返して頭と体の両方をもった人間の声で語ろうとすると、たいへん難しいのである。

こういう難しいことに挑戦してある程度のことを成し遂げている論文が欧米にはいくつかあるようであるが、わが国でも近年、逆転移について発言する人たちがすこしずつ出てきている。これは、わが国の治療者の間にもそういうことを語りうるだけの経験が蓄積され、互いに自己を開示しつつあることを示しているとは思うが、まだ頭でっかちであったり、どことなくおっかなびっくりであったりする論文が多い。

こういう次第で、私はわが国の同僚たちと転移と逆転移についてもっと語り合い学び合えるような機会をもちたいと思っていた。とくに学派を異にする治療者とも語り合いたいと思っていた。もうひとつ、一日のうち長時間を転移にさらされながら面接をするという困難な仕事に同僚たちがどう対処するかを知りたいと思っていた。

だから氏原寛先生からお話があったとき、喜んで共同編者にさせていただいた。そして両名がそれぞれ信頼している治療者に声をかけて、転移／逆転移についての経験と考えを語ってもらうことにした。若い治療者の参考になるようなものをという意図ももちろんあったが、私としては職種や理論的背景を異にする同僚たちがどのように語るかを聞きたかったというのが本音である。

執筆者の選択にあたっては、私たち両名あるいは一方がよく知っていて信頼している方々に書いてもらったが、そのうちでも医師と臨床心理士の一方に偏らないよう留意した。現在のわが国の状況では、医師と臨床心理士おのおのが置かれている現実状況、受けてきた教育や研修、対象となる患者（クライアント）などがかなり異なっているが、精神（心理）療法を行う者としては共通の基盤があるはずである。ところが現在のところ両者の対話と協力は必ずしも十分とは言えない。本書が両者の関係をより良いものにするのに役立ってほしいと思った。次には、執筆者が特定の学派に集中しないようにした。学派間の対話を促すとともに、学派を超えた臨床の本質に迫りたいと考えた。学派間の対話というものは、精神分析の内部においてさえなかなか困難である。ましてユング派との対話ということになると、わが国ではほとんど行われていないと言ってよいであろう。この点でも本書が呼び水になって対話が活発になることを願った。もうひとつは、執筆者の職場に多様性があるように留意した。どういう現場にいるかによって考えも影響を受けるであろうからである。さらに年齢のことも考えて、執筆者に気鋭の三十代、働き盛りの四十代、五十代そして六十代が含まれるようにした。

大体以上のような問題意識をもってこの本を編集した。全体を通読されれば、転移／逆転移についてのわが国の研究の学問的水準を知ることのできる本になったと思う。

(三) 記念論文集を作る

編集という仕事に関して、もう一冊、私の師の伊藤克彦先生が長年勤められた愛知県精神保健センター長を定年退職されるのを記念して弟子たちの有志が企画した記念論集『精神療法の探究』(金剛出版、一九九四年)について述べる。

伊藤先生は長年にわたって名大精神科精神療法グループのリーダーであった方で、この本の執筆者は皆伊藤先生の指導を受けた。指導というより影響といった方がよいかもしれない。伊藤先生は率先垂範の人であり、手とり足とり指導をする人ではないからである。

先生が退職されるおりに、弟子たちの中から誰言うともなく記念論集を作ろうという声が上がり、数人で編集委員会を作り、私が編集代表となった。先生に弟子たちの成長ぶりを見て喜んでもらいたいというのが私たちの共通の願いであったが、同時にわれわれが先生から教えられた

(伝えられた)ことをそれぞれの言葉で表現し、それをグループの若い人たちに伝えたいという思いもあった。もちろん広く多くの読者に読んでもらい、われわれの活動を知ってもらいたいという思いもあった。

世の中にたくさんある記念論集の出版意図がどのようなものかは、私にはわからないが、師を顕彰したいなどと言ったら、先生は固辞されるであろう。先生に喜んでもらいたい、そして将来にわたってわれわれが先生を思い出し、心の中の先生と対話できるように、この本をそのようにしたい、私自身はこんなふうに考えていた。編集委員皆が同じ思いであったと思う。

まず企画の意図をグループ員に説明し、一応定めた締切までに論文を提出した者を執筆者とすることにし、論文の内容については執筆者に一任した。

ここまできめてから、どういう形で出版するかを考えた。教室で出版することも考えたが、伊藤先生は教室の教授ではないのでこれはむずかしいと思った。また、もし教室からの出版とすれば、いろいろな人の了解を得なければならないし、執筆者ももうすこし広く声をかけなければならないだろう。そうなるとわれわれの企画意図とはすこし違ったことになる。われわれだけの自費出版ということも考えたが、経済的な負担に耐えられそうもない。そこで私が以前から世話になっている出版社の編集者に電話をかけ、こういう本を作るので出版してもらえないかとお願いした。編集者からは「そういう本はまず売れません」と言われた。たしかに記念論集というものは頂くことはあっても、本屋の店頭に並んでいるのを見ることはほとんどない。売れないからであろう。無理矢理頼み込んで引き受けてもらった。採算を度外視して引き受けてくださった出版社に心から感謝している。

結局十七名から十八本の論文が集った。内容はすべて精神療法に関するものだったが、驚いたことに、師の論文を引用した論文がたったの三編しかない。師に捧げる記念論集としてはめったにないことであろう。一人ひとりが実に自由に、さまざまな考え方で仕事をしているものだとあらためて思った。論文の出来もさまざまであったが、結局のところすべての論文を収録することにした。このあたりのことを私は「まえがき」に「率直に言って論文の出来にもさまざまなレベルがある。玉石混淆と言いたいが、玉があるのかと反問されそうだからさまざまなレベルと言っておく」と書いた。ただし、すべての執筆者が臨床を大切にし、患者に対して誠実に向かい合い、既存の権威に依りかからず自分の言葉で語ろうと努めてはいた。この基本姿勢に問題があればその論文を収録するわけにはゆかないと考えていたが、それは無用の心配であった。

論文をどう配列すべきかに苦慮した。結局どちらかというと一対一の個人精神療法を深める方向の論文を第Ⅰ部「精神療法の探究」としてまとめ、精神療法で得られた知見を広くさまざまな方向に応用、展開した論文を第Ⅱ部「精神療法の展開」としてまとめた。「探究」の方には、治療者－患者間に生起する重要な体験や事態についての論考、いくつかの病態に対する精神療法、症例研究などを入れ、「展開」の方には、精神療法の技法についての新しい提言、個人精神療法を越えた併用精神療法の試み、開業クリニックでの対応、学校との連携、地域での取り組み、AIDS患者へのカウンセリングなどを収録した。編集しながら、われわれのグループが幅広く活動していることを知ることができた。

伊藤先生からも、先生の精神療法についての基本的な考えを示す「精神療法とは何か」という論文を頂いた。われわれ古くからの弟子にはなつかしい先生の語り口である。これからもおりにふれて再読することになるであろう。

この本は友人の山中康裕さんが書評にとりあげてくれたが、やはり編集者の言葉どおりあまり売れなかった。まだ初刷りが残っているはずである。本稿を読んで、この本を読んでみようという方があればうれしい。

記念論集編集の楽屋裏を語ることになってしまった。伊藤先生の思い出をもうすこし書いておきたい。

思い出

私は入局後二、三年の間に大学病院で入院患者を何人か担当したが、当時講師であった伊藤先生も何人か担当されていた。私はせいぜい週に二、三回、一定の時間に面接するだけであったが、伊藤先生は毎日のように時間を問わず病棟に入られ、実にていねいに患者をみておられた。私の患者から「伊藤先生の患者はあんなによくみてもらえるのに、どうして先生はもっと来てくれないのか」と言われ閉口したことがある。私よりずっと多忙なはずの先生の仕事ぶりを見て、臨床とはこのように病床に臨むことなのかと教えられた。患者に対してだけでなく、看護師や他のスタッフとの関係においても、先生の誠実な態度から学んだことが多い。私に限らずすべてのグループ員が先生の人柄に惹かれていたと思う。

先生は何事もまず身をもって実行され、弟子や後輩にあせらせい、こうせいと言われることがまったくない。周囲に誤解や無理解があればていねいに説明されるが、誤解されることを恐れない、信念の人である。精神保健センターで先生とともに働いた関口純一さんは先生を「自恃の人」と言う。さきほどあげた本の「あとがき」に「自らを恃むことのできる人のみに可能な謙虚さで、他人の言に耳を傾け、他人の行動も許容される」と書いているが、まさしくそのとおりである。

私に対して、日常の仕事はもとより学問的なことでも、こういう論文を書けとか言われたことは一度もない。まえにも書いたが、内に満ちてくるものがあればいずれ外にあらわれるであろうと思っておられたのだと思う。先生御自身の生き方がそうであった。もちろん質問したり意見を聞いたりすれば喜んで応じてくださるが、解答を与えるというより、問題を広げたり深めたりする意見が多い。だから聞きにいったときより一層大きな問題を抱えて戻ってくることになる。しかもこういう対応の仕方が、相手が入局したばかりの新人であれ、高名な学者であれ、ほとんど変わるところがない。誰に対しても基本的に対等という姿勢である。その上、来る者拒まず、去る者追わず、即かず離れずといった姿勢が一貫している。私はこういう先生の姿勢に惹かれて弟子を自称している（先生の方では弟子などという意識はほとんどおありにならないらしく、対等の研究者という意識らしいので、弟子は自称するしかない）が、こういう先生にやや距離を感じる人もいる。たしかに、まだ若くて何も知らぬ人間を対等の研究者扱いするのは必ずしも親切とは言えない。しかしそのように接せられていると、育つ者は育つのである。だからどこまでどのように育つかは本人の責任であり、能力しだいである。師はただそこに、余人をもって替え難い一人の臨床家として、一人の人間として存在するだけである。

伊藤克彦先生は二〇〇四年四月二十二日、七十三歳で亡くなられた。生きていらっしゃる間にせめてもう一冊論文集を作って、弟子たちの成長を見てもらいたかったと思う。

最近なんとはなしに吉田健一の『交遊録』（講談社文芸文庫、二〇一一年）を読んでいたら、吉田が若いころイギリスで知り合ったG・ロウエス・ディッキンソンという碩学についてこういうことが書いてあった。

「我々の方で畏敬の念が最初にあって近づいていってもどうかするとディッキンソンが人中、

或は野原に置き去りにされた幼児と大して変わらないと感じることがあった。それはディッキンソンがこれは一体何なのかと考えているときの状態だったと想像される」

この文章を読んだとき、どういうわけか伊藤先生のことが思い出されて、なんだか涙が出そうになった。伊藤先生にもまさしくそういうときがあったと思う。私の鈍感さゆえに先生のそういう姿が見えていなかったことが弟子としていかにも無念な、情けないことのような気がする。

本を読むことは、こういう美しい文章に出会って、それまで自分の中に眠っていた感受性に気づくということであるらしい。

巻末の池内紀による「解説」を読むと、吉田はディッキンソンを書くことで「ヨーロッパが生んだ一つの美しい精神典型を語りたかった。その美しさは、たとえば次のようなエピソードに見てとれる」とあって、さきほどの文章が引用されている。この文章には池内も心惹かれたのであろう。

伊藤先生のことを思い出すと、日本が生んだ「美しい精神典型」が私のすぐ身近に存在していたのだと思う。

第四章　翻訳して適切な言葉の使い方を学ぶ

(一)　翻訳をするようになったきっかけ

主に精神分析関係の英語の本を、共訳、監訳も含めて今までに十二冊ほど翻訳した。臨床の仕事の合い間にすることなので、一冊訳了するのに二、三年はかかる。三十代なかばから六十代なかばまで三十年間、ほぼいつも翻訳を抱えていた。別に翻訳家になろうと思ったわけでもないのに、どうして三十年もの間翻訳にかかわってきたのか自分でも不思議に思う。

英語を読むことへの関心のはじまりは多分中学生のときだった。松下清隆先生に英語を教わっていた。中学卒業後一度もお会いしたことがないのにフルネームで覚えているのは私には珍しいことで、私はこの先生が好きだったのだと思う。先生も私に目をかけてくれたような気がする。

あるときラフカディオ・ハーンの"Kwaidan"(『怪談』)という英語の薄い本を、これを読んでみないかと貸してくださった。中学生の私にはまだむずかしかったが、辞書を引きながら読んでいたら怖くてゾクッとした。ゾクッとしながら、英語で読んで怖いということがわかったと妙にうれしかったのを覚えている。多分これが、のちに翻訳にかかわるようになった最初のきっかけだったと思う。

精神科に入局して精神療法グループに所属したら、毎週ケース・カンファランスがあった。当時グループ員が数名しかいなかったので、事例提示の順番がすぐに回ってくる。毎回事例を提示するのがたいへんだったので、ときどき英語の短い論文を訳して紹介していた。ちょうどカーンバーグの論文が出始めたころだったのでそれを訳したり、アイゼンクの行動療法の論文なども訳していた。もう一つ、サリヴァンを読む輪読会に参加して*"Psychiatric Interview"*を読んでいた。中井久夫先生の邦訳はまだ出ていなかったので、サリヴァンのわかりにくい英語に悪戦苦闘した。英語を読むことに自信をなくしてしまいそうだったが、誰だったか忘れたがアメリカ人の精神科医がサリヴァンの英語はさっぱりわからんと書いていたのを読んで、それなら自分がわからなくても無理はないと妙に安心した。しかしわからぬなりになんとかわかろうと努力したことは無駄ではなかったと思う。のちに中井先生の訳が出て読んだときには目の覚める思いがした。ああ実はこういうことが書いてあったのかと思った。翻訳本を読んでわけがわからないとき原文に当るとそういうことだったのかとわかることが多いが、サリヴァンの本だけは例外である。原文を読んでわけがわからないところを中井先生の訳文を見ると、ああそういう意味なのかとわかる。ただし、訳文があまりにもこなれた日本語になっていて、日本語特有と思われる言い回しなどが出てくるので、元の英語はどうなっているのかと考えてしまったり、原文のその箇所を探し回ったりしなければならなくなるという弊害（？）もある。

私はいわゆる翻訳調の日本語というものも多少はあってよいと思っている。異なる文化を伝えるわけだから、従来の日本語からはすこし異質なあるいは不自然に見える新しい表現があってよいと思うし、それが日本語を豊かにしてきたとも思う。

㈡　最初に訳した二冊

J.F. Masterson, “*The Treatment of the Borderline Adolescent; A developmental approach*”, John Willey & Son, 1972.（成田善弘・笠原嘉訳『青年期境界例の治療』金剛出版、一九七九年）

㈠で述べたような経験をしながらだんだん英語に親しんできて、最初に訳したのがこの本である。

当時私はボーダーライン（境界例）の治療に難渋していた。ボーダーラインという概念がわが国の精神科医の間でようやく口にされ始めたころで、まだ私の周囲にはボーダーラインについて教えてくれる人はいなかった。そういうときこの本に出会って大きな衝撃を受けた。今となってはどうやってこの本を見つけたのか思い出せないが、多分丸善の新刊案内か何かで見つけ、題名に惹かれて取り寄せたのだと思う。

このボーダーラインの病因を発達論から説き起こし、その病理を対象関係論から説明し、かつきわめて具体的な治療論を提示していた。さっそく教室の若い人たちと輪読し、私が訳文を作った。マスターソンの語り口は明確で迷いがなく断定的で、カーンバーグに較べると専門用語は少なく、コフートの文章ほど長く複雑でもない。日常語で経験を語り、その経験の中から理論が形成されてくる。このあと出版されたマスターソンの本を何冊か訳したが、私はこの本が一番好きである。後期の本になるほど理論はソフィスティケートされてくるが、経験から理論が立ち上ってくる臨床現場に立ち会っているという臨場感は薄らぐ。マスターソンが来日したおりこういう感想を伝えたら、苦笑して何も答えなかった。

中心概念である abandonment depression をどう訳すかに苦心した。それまでにもマスターソンの論文を紹介した文章はあったが、私が見た限りでは「遺棄抑うつ」と訳されていた。たしかに abandon を英和辞典で引くと「遺棄する」という訳語もあるが、いま一つ患者の経験から遠い言葉のような気がして、「見捨てられ抑うつ」と訳すことにした。はじめは「見捨てられ」という和語と「抑うつ」という漢語を結びつけて一語としてよいのかと思ったが、しばらく使っているうちに、これでよいと思うようになった。こうしてできた訳文を笠原嘉教授に見ていただいて朱を入れてもらった。朱は多くはなかったが、ちょっと語順を入れ替えたり「てにをは」を変えるだけで文意がはっきりしてくるのに感銘した。このときの経験は以後日本語の文章を書く上でも役立った。訳書は翻訳を思い立ってから三年ほどして出版された。定価が七八〇〇円もして当時としてはむやみに高い本であったが、予想外によく売れたようである。当時の治療者たちの必要としていたことに応えた本だったからであろう。この本がきっかけとなってマスターソンの来日が実現し、その著書は次々と翻訳されて、わが国の臨床家に大きな影響を及ぼしてきた。

その理由の一つは、マスターソンがそれまで混沌としていたボーダーラインの概念に明確な輪郭を与え、その中心病理として「見捨てられ抑うつ abandonment depression」をとり出したことにある。この「見捨てられ抑うつ」という概念がわが国の臨床家の共感を呼び、とりわけ若い治療者の治療意欲をかき立てた。あたかも多くの日本人が親や家族や組織から見捨てられるのを恐れつつ、しかしそれらがいつまでも自分を守ってくれるわけではないと気づき始めた当時の社会文化状況に、この言葉が共鳴したかのようであった。

もう一つの理由は、マスターソンの治療論がきわめて明解かつ具体的であったことである。行動化の制限（リミット・セッティング）→直面化→見捨てられ抑うつの出現→自立と自律への動き

→治療者の打てば響く対応（コミュニカティヴ・マッチング）という一連の治療論がわかりやすく追試可能な形で提示されていて、精神分析の難解な理論に馴染みにくい人たちにも受け入れられたからだと思う。

私がこの本から学んだことは、マスターソンが患者を弱者、無能力者と見るのではなく、自己を知り自己を律することのできる自立した個人（になりうる人）と一貫して見なしているということである。患者に自己の不適応的な行動の招いている結果を直視させるという「直面化」という技法は、こういう患者観から出ている。はじめはマスターソンのこういう態度が患者に対して厳しすぎるような気がしたが、しだいに、この態度こそ患者を尊重することだと思うようになった。そして、今ごろになって気づいたのだが、相手を自己を知り自己を律する自立した個人と見なすということは、伊藤克彦先生がわれわれに対してとっておられた態度そのものであった。

L. Salzman, *"The Obsessive Personality, Origin, Dynamics and Therapy"*, Jason Aronson, 1975.（成田善弘・笠原嘉訳『強迫パーソナリティ』みすず書房、一九八五年）

次に訳したのがこの本である。サルズマンはサリヴァンの流れを汲む対人関係学派に属し、強迫パーソナリティと強迫神経症の研究者、治療者としてよく知られた人で、アメリカ精神医学会の『精神障害の診断と統計マニュアル』第三版（ＤＳＭ－Ⅲ）の強迫性パーソナリティ障害の診断基準にも彼の見解がとり入れられている。

サルズマンは強迫パーソナリティの特徴として「強迫的スタイル」という概念を導入し、そこに「全知への欲求」「疑惑癖・逡巡・不決断」「尊大性」「儀式」といったものを含めている。「スタイル」という概念は防衛機制よりは広い概念で、生き方の様式ともいうべきもので、その根底にあるのはすべてをコントロールしようとする患者の欲求である。強迫神経症はすべてをコントロールしようとする患者の努力のあらわれといえる。しかしやがて生活のすべてをコントロールすることの不可能があらわになると、抑うつや恐怖症や精神病状態などが生じる。サルズマンはこれを強迫スペクトラムと呼んでいる。

こういうサルズマンの見方に私は大いに納得がいった。従来の精神分析の夢解釈や象徴解釈ではどうにも治療が進まないと感じていたからである。患者の強迫的スタイルに着目し、その自覚を促し、その根底にあるすべてをコントロールしようとする欲求を和らげ、人間の脆弱性と有限性を受け入れられるようにするということなら、なんとかできそうな気がする。少なくとも治療者として何をしたらよいかが見えてくると思った。サルズマンほど明確に考えていたわけではないが、私が臨床のなかでやっていることと重なるところも多いと思い、以後サルズマンの考えと技法を積極的にとり入れた。サルズマンの影響を大いに受けたと言ってよい。

小説家・評論家のE・M・フォスターはこう言っている（『フォスター評論集』岩波文庫、一九九六年）。

「われわれに影響を与える本とは、われわれが待ちかまえている本、そして自分の歩いている道の少し先を歩いている本なのではないだろうか。それどころか、この本なら自分も書けたのではないかと思うとき――そのときにこそ影響を受けるのではなかろうか、「すばらしいなあ」「考えもしなかった」「まさに記念碑的だ」という場合には影響は受けない。精神がひろがっただけである。「あんなに忙しくなければ、自分にも書けたのではないか」というときに影響を受けるのだ」

そのとおりだと思う。私は精神分析を学んできたのだからフロイトから影響を受けたはずだが、またそうでなければならないはずだが、「フロイトから影響を受けました」と言うのはなんだかおこがましいような気がする。もちろんフロイトの基本的な人間観や治療態度から多くを学んできたし、そういうことをとり入れて治療をしてきたつもりだが、それは私にはとても考えつかなかったことを教えてもらったという感じで、たしかに精神がひろがったと思うが、影響を受けたというのとはすこし違う。第一自分が百年前に生まれてフロイトと同時代を生きたとして、フロイトの著作を読んで自分にも書けそうだと思うとはとうてい考えられない。サルズマンの本は、自分にも書けそうだ、この本を書いたのが自分でなくて残念だと思わせてくれる。書けそうだと思うことと実際に書くこととはまったく違うことだとは重々承知しているけれども。

この本も、私の訳文を笠原先生に見ていただいたのだが、一つ印象に残っていることがある。Obsessive Personality を私は強迫人格と訳していた。日本語の文章にカタカナの外国語が入るのはなるべく避けたいと考えていたからである。笠原先生はそれを強迫パーソナリティと直された。当時の私にはちょっと不本意だったが、しかし今ふり返ると、「強迫人格」ではあまり売れなかったであろう。「強迫パーソナリティ」としたおかげでこの本が今風《いまふう》になり、広く読まれるようになったのであろう。

それから二十年ほどたって、私は「境界性人格障害の新しい治療技法の開発」という厚生労働省の委託研究に参加したが、そこでの議論で「人格」という言葉が価値判断を強く含むので「パーソナリティ」にしようということになった。二十年前の笠原先生の言葉のセンスにわれわれがようやく追いついたわけである。

(三)　なぜ翻訳するのか

この二冊のあとも何冊か訳した。原著者の名前だけあげると、J・F・マスターソン、M・トルピン、P・E・シフネオス、J・M・グッドウィン、D・W・ウィニコット、J・アドラー、

M・M・ギル、N・シミントン、N・マックウィリアムズなどでほとんどが精神分析家である。

私はなぜ翻訳したのか、私にとって翻訳とはどういうことなのかを考えてみる。

昔から学問の言葉はユニバーサル・ランゲージであった。ローマ帝国が滅んで何世紀もたっても学問の言葉はラテン語であった。ニュートンは『プリンキピア』をラテン語で書いた。十七世紀にデカルトが『方法叙説』を母国語のフランス語で書いたのは画期的なことだったのである。

現在のユニバーサル・ランゲージは英語である。英国が十九世紀に世界を植民地にしたために英語がユニバーサル・ランゲージになっている。残念ながら日本語はローカル・ランゲージである。だから精神療法を学ぶ上でも英語の本を読まなければならないことが多い。とりわけ精神分析においては後進国であるわが国の研究者は英語（独語、仏語）を読まなければならない。私も例外ではない。

英語の本を読んで、これはよい本だなと思うと日本語に訳したくなる。ただし私の場合、英語が読めない人にもこのよい本を読めるようにしてあげたいなどと思うわけではさらさらない。日本語に訳してみることで自分の理解を確かめたいという気持である。英文でざっと読んでわかったようなつもりになっているところも、いざ訳そうとするとなかなかうまくゆかない。本当にはちゃんとわかっていなかったのだ、ということが明らかになってしまう。訳文ができ上ると、こういう理解でよいだろうと自分でも安心できる。そうやってすこしずつ訳してゆくと、結局原著者の一番熱心な読者になり、だんだん著者に同一化し、著者の進んだ轍の跡を自分も進んでいるような気になる。あーなるほど、そう考えるんですね、と内心相づちを打ちながら訳してゆくことになる。そのうちに他人に説明したくなる。この人（著者）はこう考えたんだ、なかなかいいじゃないか、と言いたくなる。こう言えるようになると、著者の思想全体が頭のなかに入ってきて、自分なりの言葉で要約できるようになる。

マスターソンとサルズマンに関してはどうにかそうなったような気がするが、私の訳したすべての本でそこまでゆくかというとなかなかそうはゆかない。とくに監訳者になって、訳者の力量がすぐれていて私のする仕事が少なくてすんだ本では、どうもそうはならない。やっぱり自分自身で苦労しないといけないらしい。

(四)　日本語の特徴に気づく

翻訳することで、英語と比較して日本語の特徴にいくつか気づいた。

一つは、英語では必ず主語が明示されるが、日本語では主語がなくても文章が成立するということである。私が若い共訳者の訳文に手を入れるときに一番多くするのは、私、あなた、彼、彼女といった主語を削ることである。相当削ったつもりでも、活字になってからみると、彼、彼女がまだたくさん残っていることがある。

主語について考えているときに思い出したのが、川端康成『雪国』のサイデンステッカー訳である。よく引き合いに出されるところだが、最初の一行「国境の長いトンネルを抜けると雪国であった」のサイデンステッカー訳は"The train came out of the long tunnel into the snow country"となっている。川端の文章には主語がないが、訳文には the train という主語がある。この訳文を見て、川端の文章の主語は the train なのかと思う。英訳を読むまでは川端の文章の主語が何であるかなど考えもしなかったし、別に主語のことなど意識せずとも意味はよくわかっていたのである。

もう一つ訳文を見て感じるのは、came, out of, into という英語から、列車がぐんぐん進んでトンネルを抜け雪国に入ってゆくという能動的な動きが感じられるということである。川端の文章ではそういう動きはあまり感じられない。国境の長いトンネルを抜けるとそこが雪国であったという事象を（列車に乗っている）私が受身的に体験しているという感じがする。意味的にはやはり「私」が主語だと思うが、それはそう体験している「私」にも、読者にも意識されない。

サイデンステッカーの英文を私が日本語に訳すとすると「列車は長いトンネルを抜けて雪国に入った」となるだろう。川端の原文とはだいぶ違ってしまう。読者の受ける印象も違うであろう。

私は精神療法のなかで治療者として発言するとき、主語を省く、あるいはごく自然に主語のない文を言うことが多い。精神療法が円滑に進展しているときはとりわけそうで、そういうときは患者の気持と私の気持が重なっている。しかし、患者の気持とは異なる私の気持を言うときには、主語は当然「私」となる。つまり「私」を主語にして何か言うときには、その述語はすぐには患者と共有できない内容、もっぱら私だけから生じる内容になる。しかしときには、そこからさらに私の心をより深いところまで降りてゆくと、患者の気持と重なる気持に辿りつくことがある。

たとえば、患者が治療者に怒りを表明し、治療者もその怒りを理不尽と感じてうんざりしているとき、治療者が自分の心の深みを見つめていくと、うんざりの下に、いまここで援助しようとしている相手から攻撃されていることへの無力感、ここで自分はひとりぼっちだという感じがあることに気づく。すると、治療者を攻撃している患者の心の底にも無力感やひとりぼっちという気持があることがわかってくる。患者は治療者に理解されないと感じて、ひとりぼっちだと感じているのだろうと。

私はこういうことを、治療者が自身の心の井戸を深いところまで降りてゆくと、そこに患者の心の井戸と通底したところまで達し、そこにひとりぼっちという気持を見出す、と表現した。このひとりぼっちという気持は、面接場面に〈その場の雰囲気さん〉という人がいて、その人が自身の心の深みまで見つめるときに見出す気持である。その場の雰囲気は治療者も患者も作ろうとして作れるものではなく、おのずと生じるものであり、治療者も患者もそれを受身的に感じさせられている。ひとりぼっちという情態があり、それが治療者において、そして患者において心の深いところで体験されている。そういうとき治療者は主語を言うことなく「ひとりぼっちだね」と言うことができる。そしてそれは自己開示であり、共感であり、解釈でもある。翻訳をすることで、こういうことを以前より意識的に考えるようになった。

もう一つ気づいたのは、英語では日本語ほど〈男ことば〉と〈女ことば〉の差がないということである。英語にも女性のよく使う形容詞や副詞があるようだが、日本語ほどの男女差はない。日本語の会話では主語が明示されていなくても、ことば使いによって話し手が男性か女性かは容易にわかる。

私の共訳者たち（はじめの二冊を見てもらった笠原教授を除いて私よりかなり若い）の訳文を見ると、若い訳者たちは本に登場する女性の治療者や患者に日本語の〈女ことば〉を喋らせている。「である」調より「です・ます」調が多く、「わ」「よ」「ね」「かしら」などが多用され、全体にていねいでやわらかい感じになり、受動体表現が増える。私がこういう訳文に手を入れるとき、「わ」「よ」「ね」などを削ることが多かった。実際、訳文に出てくる女性に〈女ことば〉を喋らせている女性の訳者も、会って話してみるとそれほど〈わ〉〈よ〉〈ね〉を使っていない。彼女たちが実際に喋っていることばは、〈男ことば〉とそれほど大きな差はないかもしれない。

ただ〈女ことば〉の方がなんとなく感情表出が自由になるような気がする。〈女ことば〉の方が表現がやわらかく間接的になるので、その分かえって感情が表現しやすくなるようである。〈女ことば〉を使うことで、客観的認識者として発言するより主観的経験者として発言することが多くなり、私的《パーソナル》で情緒的で受容的な人物が造型されるような気がする。

中村桃子は『〈性〉と日本語　ことばがつくる女と男』（日本放送協会、二〇〇七年）という著書のなかで、ことばとアイデンティティの関係については本質主義と構築主義の二つの考え方があると言う。本質主義では言語行為はあらかじめその人がもっているアイデンティティを表現すると考えるが、構築主義では言語行為は人がさまざまなアイデンティティを作り上げる過程であると考える。つまり人はことばを使いわけることによって自分をどのような人間として造型しているかを示す。日本語の会話では、主語が明示されていなくても、性別だけでなく相手との関係の質（上下、親密度など）がわかるのは、話し手が相手との関係にふさわしいと考える自分を造型しているからであろう。

〈女ことば〉を使うことによって、人は自分をより私的《パーソナル》で、情緒的で、受容的で、可塑性のある人物として造型することができる。接客業にはこのような人物が求められるので、女性が多く就くのではないか。精神療法家も例外ではなさそうである。私はこう考えて、一時期〈女ことば〉でひとり言を言う練習をしていた（このことを土居先生にお話ししたら「気持わるい」の一言で片づけられたことはすでに述べた）。もちろん私はふだんは〈男ことば〉で喋っているつもりだが、この練習のおかげで以前より自由に気持を表出できるようになったと思う。

主語の問題や〈女ことば〉と〈男ことば〉については「精神療法と日本語」(『精神療法を学ぶ』中山書店、二〇一一年)に詳しく書いたので、そちらも読んでいただきたい。

(五) 誤訳について

翻訳をして一番心配なのは誤訳である。誤訳というものはいくら注意していても避け難いものらしい。

誤訳には二種類ある。一つは、いわゆる単純ミスで、うっかりした、見誤った、見落したといったものである。

もう一つは、大きな文意のとり違えあるいは文章全体のもつ雰囲気の伝え違えである。たとえば原著者が反語や皮肉で言っているのに気づかず文字どおりにとってしまったり、著者が上機嫌で少々冗談まじりに書いているのを、誇大的になっているととってそう伝わるように訳してしまうというようなことである。ニーチェの翻訳に関して何人かの訳者の間で見解がこの二つに分かれているということをどこかで読んだことがある。

この第二の誤訳の方が罪が深い。しかしこれは自分ではなかなか気がつかないし、訳文だけ読んでいる読者にも気づきにくいものである。

　昔小林秀雄を読んでいて、小林秀雄が自身の訳文について、誤訳は水の中の水素のごとくあるであろうと書いているのを見て、水はH^2OだからH（水素）はO（酸素）より数が多いじゃないか、小林秀雄にしてそんなことがあるのかと驚いたことがある。その後しばらくしてふと思い直して、誤訳はあるかもしれないが全体としてちゃんと水になっている。個々の言葉に小さな誤訳はあるかもしれないが、全体の文意、雰囲気はちゃんと伝えているという自負の表現かもしれないと思い至った。小林秀雄は、誤訳を指摘する人が単語の誤訳を指摘するだけで、全体の文意や雰囲気について論じることがないのを皮肉ったのだろう。

　いずれにしても自分の訳文が活字になって一番恐ろしいのは、誤訳を自分で見つける、あるいは誰かに見つけられることである。英語を日本語に訳すことにかけては、私より芸の上の人が精神科医のなかだけでも日本中におそらく何百人といらっしゃるだろうから、英語の文章を訳して世に出すには恥を天下にさらす覚悟がいる。

　私がしでかした誤訳を一つ告白する。

　マスターソンを訳していたとき、文中に患者の作文が紹介されていた。孤独な境界例の患者がひとり酒場で酒を飲むという話で、表題が"Twelve Bars' Blues"となっていた。私はこれを「十二の酒場のブルース」と訳してしまった。実際酒場で酒を飲むという話だったので、つい bar を酒場と思いこんだ。作文のなかでは酒場は一つなのに十二は変だと思ったのだが、はしごでもするのかと「十二の酒場」とやってしまった。本が出版されてだいぶたってから、ある臨床心理士の方に（そのときお名前をうかがったのだが、失念してまことに申しわけない）「あれは十二小節のブルースという意味ですよ」と言われて愕然とした。bar に酒場とか障害物・横木とか法曹界とかいう意味があるのは知っていたが、曲の小節という意味があるのを知らなかった。酒場が十二もあるなんて変だと思ったときに辞書を引くべきであった。これはまあ単純ミスと言えるかもしれないが、基本的な英語力の不足によるものであることは言うまでもない。指摘を受けて急いで出版社に連絡したので、何刷か以降は訂正されているはずである。

こういう誤訳に気がついて増刷になるときに訂正した例はほかにもあるはずだが、今思い出せない。都合の悪いことは忘れてしまうからだろう。

こういうはっきりした誤訳ではないが、なんとなく訳語や文章が気に入らなくなって、二刷になるときにたくさん訂正を入れたことがある。そのとき編集者から、元の訳文でも意味は伝わるからそのままにしたいという手紙がきた。そのときは版を組み直すのがたいへんなのでそうするのだろうと思ったが、あとで、編集者は元の訳文の方がまだましだと思ったのではないかと気がついた。実際自分の訳文に手を入れていて、あとで読み直すと元の方がましだったということはよくある。

(六)　共訳者について

私は一冊の本に関しては共訳者はだいたい一人、多くても三人までである。何章もある本の各章を若い人たちが一章ずつ訳し、監訳者が全体を見直して活字になっている本があるが、訳者一人ひとりの力量も違い、文体も異なるであろうから、全体を統一するのに監訳者の苦労はなみたいていでないと思う。監訳者の力量がよほどすぐれていないと全体がバラバラになってしまう。私も一度そういう役割をすこしだけしたことがあるが、とても私の手には負えないと思い途中で辞退した。

私の共訳者は、最初の二冊を見ていただいた笠原先生を別にして、皆私より若い人たちで、その人たちの訳文に私が手を入れることになる。訳者の力量しだいで、私の仕事が少なくてすむ場合と、私が大いに働かなくてはならない場合がある。ときには、若い人の訳文に手を入れながら、こんなことならはじめから自分ひとりでやった方がよほど楽だと、ぐちを言いたくなることもある。

私が監訳している間に、訳者としての力量がすばらしく上った方に北村婦美さんという若い精神科医がいる。婦美さん（御主人の北村隆人氏も精神科医なので、区別のためこう呼ばせていただく）

とは四冊いっしょに仕事をしたが、はじめの一冊のときは、婦美さんの送ってくる訳文に結構朱を入れて返していた。二冊目になると朱はほとんどなくなり、三冊目、四冊目はなるほどこう訳せばよいのかと感心するばかりになった。三冊目以降の婦美さんは少なくとも現在の私よりはっきり芸が上である。彼女と仕事をすることで、言葉の才能というものがあることを実感させられた。昔大学生のころ、棋院に入りびたってプロの卵（院生という、小中学生が多い）と碁を打っていて、はじめは私の方が強いのにみるみる追い抜かれる経験を何度もして、才能の差はいかんともしがたいと感じたが、それと同じ感じである。三冊目のときに、自分より芸が上の人の監訳など降ろしてくれと出版社に申し出たが、まあこのシリーズが終るまではと宥められてそのままになった。婦美さんは私から離れたあとも何冊か翻訳本を出している。これからも精神科医としてだけでなく翻訳者としても活躍するであろう。彼女の一番新しい訳書はダニエル・スターンほか著『母親になるということ　新しい「私」の誕生』（創元社、二〇一二年）である。読みやすい本である。この本に限らず、訳者に北村婦美とあったら信頼してよい訳者だから、安心して買って読んでくださいね。

第五章　自分の心が感じたことを確かめるために書く

(一)　なぜ書いてきたか

依頼に応える

私は三十代なかばまでほとんどものを書いたことがなかった。私が三十三歳のとき、笠原嘉先生が名古屋大学医学部精神科教授として着任され、当時助手をしていた私にいろいろものを書く機会を与えてくださった。そのときはありがた迷惑と思っていたのだが、のちに思うと、私のなかに眠っていた可能性を引き出していただいたわけで、実に大きな学恩である。笠原教授の御指示がなければ、私がものを書く人間になることはなかったと思う。教授の指示に従って書いた論文や小冊子が多少人の目にとまり、四十歳過ぎくらいからいくつか執筆依頼がくるようになった。

依頼に応えて書くにはそのテーマについて勉強せねばならず、それが自分のためになると言い聞かせて、それに断るということが苦手なせいもあって、ほとんど断らずに書くようにしてきた。だから、なぜ書いてきたかと問われれば、依頼に応えて書かねばならないと思ったからというのが私の答である。

しかしふり返ってみると、私がものを書くようになったのはただそれだけの理由ではないであろう。

情動を発散する

精神療法家として患者とかかわっていると、私のなかにさまざまな感情が生じる。不安や怒りや悲しみや後悔が、ときにはわずかだが喜びが生じる。そういうさまざまな感情が心のなかにうずまいて、なんだかモヤモヤする。事例報告《ケース・レポート》を書きながらそこにモヤモヤを注ぎこんでいると、しだいに心が静かになる。

丸谷才一が「なぜ書くのか」というエッセイのなかで、イギリスの作家アントニー・バージェスのなぜ書くかという問への答を紹介している（丸谷才一『遊び時間』大和書房、一九七六年）。「彼はまず、モームと同じやうに、第一の理由は金のせいだと述べる。これはむしろイギリス人のユーモアの紋切り型で、別にどうと言ふことはないけれど、大事なのは第二のほうで、それは大体こんなことになつてゐた。――ぼくの頭のなかには、いつの間にやら、長篇小説の登場人物の切れつぱし、筋の切れつぱしが浮んでしまふ。そしてそれらはぼくを落ちつかせなくする。ぼくは仕方がないから、それらのものから解放されたいためにその長篇小説を完成する」

私は長篇小説を書いたことはないが、患者との面接の合間合間に、患者がこんなことをした、あんなことを言った、自分はあのときこうしておけばよかった、あんなこと言わなきゃよかったなどといったことがいろいろ浮かんできて落ちつかなくなることはよくある。とくに精神療法がうまくいっていない場合にそうなる。これを落ちつかせるにはケース・レポートを書かざるを得なくなる。ゴチャゴチャ浮かんでいたものがうまく言葉になると、しだいに心が落ちついてくる。

自分の考えを確認する

自分はこういうことを経験し、こう考えたのだということを自分に確認したくなる。書いてみないと自分の考えが明瞭にならない。

他人の書いた文章を読んで文章が混乱していると、この著者は頭が混乱しているなと思う。ところが自分の書いた文章だと、混乱していても気がつかないし、たとえ気がついても、自分は本当はもっとよいことを考えているのだが、言葉の使い方が下手だからこういう文章になっているだけだと思う。こういうことは私でなくても思うらしい。今までに何度も引用したが、ここのところを小林秀雄は「頭のなかの龍を殺す」ことが必要だと言っている。文章はまずいけれども頭のなかにはもっとよい考えがあると思う。その頭のなかにあるはずのよい考えが龍である。この「龍を殺す」、つまり、文章になったものが自分の考えなのだと知ることが必要だと言う。本当にそのとおりだが、それが骨身にしみてわかるには、文章を書き、何度もそれを読み、頭のなかにあるはずの考えと照合し、それを繰り返して、実は頭のなかには文章になったもの以上のよい考えなどなかったのだと気づくという辛い経験を何度もしなければならない。文章にしたものが自分の考えなのだと思えるようになって、はじめて自分の感じていたこと、考えていたことがはっきりしてくる。文章を書くということは自分の考えを知り、確認するということである。

今まで知らなかった自分を発見する

書いていると、書き始めたときに書こうと思っていたこと以外のことがいろいろ思い出されたり思い浮かんだりする。そしてそれを書き加えているうちに、自分はこういうことを感じたり考えたりしていたのかと気づく。それまでは気づいていなかった自分に気づく。書いている途中で気づくこともあるが、あとから気づく（気づかされる）こともある。私はときどき若い人から「先生は〜と書いておられますが」と言われてびっくりすることがある。書いたことを覚えていないこともあるし、覚えていてもあらためてそう言われると、どうしてそんなことを書いたのか、よくそんなことが言えたものだと思う。自分の過ちに気づかされることが多いが、ときには自分の書いた文章が新鮮に見えて、ああ自分はこういうことを考えていたのだなとあらためて発見する。ものを書くときは、こういう発見があればいいなと思って書き始める。

本当の自分を見定める

私が書くものはほとんどが精神療法家としての経験を報告するものだから、そこに否応なく自分があらわれてくる。自分の思考だけでなく、感情や衝動、喜びや悲しみ、怒りや後悔、ときには自分が受けた心の傷があらわになる。できるだけ正直に書こうとは思っているが、何もかも正直に書くことはできないので、表現しつつ隠し、隠しつつ表現することになる。そこのところの計算がなかなか思いどおりにはゆかない。結局意図した以上のものがあらわになってしまう。だから「先生は〜と書いておられますが」と言われてびっくりすることになる。書いているうちに、だんだん本当の自分があらわれてきて、私がそれまでもっていた自己イメージがくずれたり変化したりする。

結局ものを書くということは、何を書いても自分があらわになることだと思うと、しだいに、どういう自分があらわになっているか、さらにはどういう自分をあらわにしようか、と考えながら書くようになる。そのうちに、こういう自分だと他人に見せたい、そういう見せたい自分を書いているのではないかという疑念が生じる。そうなるとそれは本当の自分ではない。本当に本当のことを書いているのではないことになる。

たとえば患者に対する逆転移を語るとき、これは本当に自分が感じたことなのか、こういう逆転移が生じるとどこかの本に書いてあったのではないか。こういう逆転移ならもってもよい、それを適切に処理し治療に利用したということを他人に示したい、だからそう感じたことにしているのではないかと思う。自分の書いていることは本当に本当のことか。

他人の書いたものを読んで、この人は自分がこしらえた自分について書いている、こしらえた自分を本当の自分だと思いこんでいる、あるいはひょっとしたらこしらえた自分を本当の自分だと見せかけようとしていると感じることがある。この人はこしらえた自分に自己陶酔しているなと思うこともある。そして私自身もそうなっているのではないかと不安になる。

私小説を書く作家はこういう気持に悩まされないのだろうか。私小説も小説だからこしらえたところ（フィクション）があって当然と考えているのか。あるいは自分でこしらえた自分に陶酔するということがどこかになければ、そもそも私小説など書けないのだろうか。

こういう堂々めぐりをしながら書いているのだが、堂々めぐりのように見えて、すこしずつ本当の自分に近づいているのか、それとも遠ざかっているのだろうか。

(二) 誰にむかって書くか

情動を発散する、自分を確認する、自分を発見する、本当の自分を見定めるために書いているということは、つまり自分のために書いているということで、自分以外の読者のことは考えていないということになる。私はものを書き始めたころ、自分の書くものを読んでくれる人がいるということがなかなか信じられなかった。依頼がくるのだから編集者は私の書くものに読者がいると想定しているのだろうが、自分ではなかなかそれが信じられない。だからもっぱら自分のために書くというのが正直な気持であった。

司馬遼太郎は『坂の上の雲』第六巻の「あとがき」にこう書いている（『坂の上の雲八』文春文庫、一九九九年、あとがき集の六）。

「自分が最初の読者になるというだけを考え、自分以外の読者を考えないようにしていままでやってきた（むろん自分に似た人が世の中にはいてきっと読んでくれるという期待感はあるが）。私以外の読者の存在というのは、実感としてわかっているのは、家内だけだったし、いまもまあそういうものだろうと思って書いてきた」

日本人にとって民族の叙事詩ともいうべき大作を書いた大作家にして、読者の想定だけは自分といっしょだとなんだかうれしかった。

私はとくに事例報告を書くときには、実際に事例とかかわっていたときの自分を読者に想定し、すこし成長したはずの今の自分が当時の自分に、あーだったね、こうだったねと語りかけるつもりで書いた。あのときはよくわからなかったけれど、今考えるとどうもこういうことだったらしいねと語りかける。つまり当時の自分を今の自分がスーパーバイズするつもりで書いた。

神田橋さんがどこかに、誰を読者に想定するかについて、先輩やら同僚やらライバルやらときには特定の人物を想定して、皮肉を言ったりひそかに意地悪したりして書く、と書いているのを読んで、自分にはとてもそんなことはできないと思ったことがある。

自分に向かって書くのだから、それを読んで自分が納得することが大切である。かつて神田橋さんから、治療者としての自分(神田橋)は自分の言うことが患者にどう影響するかを考えている、あなた(成田)は自分が納得することが大切と考えていると言われたことは前述したが、治療者としてだけでなくものを書くときも私は自分が納得することが大切と考えているらしい。こういう私の考え方は良心的のように見えて、ひとりでカラオケで歌って自分で聞いて陶酔するのに似ていて、閉じたサイクルになっている。さすがにこれではいけないだろうと思い、読者のことも考えるようになった。私の書くものがわずかとは言え売れているらしいこと、ときどきそれを読んだ人が感想を言ってくれたり手紙をくれたりすることから、私の書くものにも読者があるのだと思えるようになり、その読者に語りかけたいと思うようになった。とは言っても読者に熱い気持で訴えようとか、読者を説得しようとか言うのではない。これまで私は、草原の中にぽつんと立っている一本の木のような文章を書きたいと思っていた。その木はその下を通る人たちに何かを要請することはない。黙って通り過ぎていってもなんらさしつかえない。そういう気持であった。それがすこしずつ、木の下で憩う人がいてくれるとよいな、そしてそこでひととき語り合ってくれるとよいなと思うようになった。そう思うようになって私の文章が変わったかどうかは自分ではわからないが、ものを書いているときの孤独感はすこし和らいだ。しかし私の本を読んでくれる読者は多少とも私と同じような感性の持主であろうから、そういう読者を信じて書くということは、自分に向かって書くことと本質的には変わらないかもしれない。

(三)　どう書くか

文章を書いていて一番困るのは、そこで行き詰ってしまい先へ進めなくなるときである。こういうときに丸谷才一の助言は大いに役立った（『丸谷才一　思考のレッスン』文藝春秋、一九九九年）。

「頭の中で考えてもどうしても行き詰ることがある。そのときにどうするか。（中略）一番手っ取り早くて役に立つのは、今まで書いた部分を初めから読み返すことなんですね。急がば回れで、今まで書いたところを読み返す。僕の体験ではこれが一番早い。ところがどうしてなのかみんなあんまりしたがらないんですね」

これに編集者が相の手を入れて「前を読んで絶望するのが恐いんです（笑）」と言う。ここを読んで私も声に出して笑ってしまった。編集者に同感だからである。しかしそれから、途中で行き詰ったときはそれまでに書いたところを読み返すようにした。本書を書くにも何度もそうしている。そうしてみると、たしかに絶望することが多いが、ときには、アレ意外に面白いじゃないか、結構いいことを書いているじゃないかと思うこともないではない。（本書のどこがそうなんだ？と問い返さないでください）

それにもう一つは、書いたことについてあれこれもう一度思いめぐらし、いろいろ思い出すことがある。直接書かなかったことをいろいろ思い出し、ついその思い出したことの方へ入っていってしまう。そういう思いは書くときにいったん捨てたものである。それをまた反芻するようなもので、先へ進むのにはあまり役立たない。

しかしそういう直接書かなかったことも思い出しながら読むと、自分の文章の含蓄が深くなったような気がして、文章が重層的に読めるような気がしてくる。もちろんこれは、私が自分で書いて、それについて自分で思い出して、自分で重層的だと思っているだけなので、読者がそう思うわけではない。ただ読者にもそんなふうに感じてほしいと思うようになった。私の書くものの読者はほとんどが自身も精神療法をする人たちであろうから、私の文章を読んで自身の経験をいろいろ思い出し、そうだよねと思って読んでくれるとよいなと思う。連想喚起力のある文章を書きたいということである。

何の学会だったか覚えていないが、会場のロビーで若い女性の治療者が近づいてきて、「先生の本を読んで泣いてしまいました」と言ってくれたことがある。私は『坊っちゃん』を読んで涙ぐんだことはあるが、自分の本を書きながら泣いたことはない。あとから読み返しても泣いたことなどなく、せいぜい苦笑したくなるだけである。だからその若い治療者が泣いてくれたのは、私の文章を読みながら彼女自身の経験を重ね合わせ、いわば彼女自身を読んで泣いたのだろう。しかし彼女が泣いてくれたのは、その本を書いているときの私の心のなかに、そのとき意識していたわけではないが、泣きたい気持があったからだろうとも思う。読者が私の書いた文章を読みつつそこに生身の自分を介在させる。その行為によって、文章に明示されていないこと、私の心のなかにあってしかし語らなかったことが立ち現れる。

こういうことを多分「倍音」と言うのだろう。内田樹は「倍音」についてこう書いている（内田樹『最終講義　生き延びるための六講』技術評論社、二〇一一年）。

「書いている作家のなかに複数の人格が同時に存在していて、彼らが同時に語っている。作家が一つの言葉を書いたとき、その一語を年齢や性別も気持も違うさまざまな人たちが、多様な性質で、多様なリズムで、多様な音色で、微妙にテンポがずれながら同時に発声する。そういう文章からは倍音が立ち上る」

『坊っちゃん』を読んで私がさまざまな感じを持ったのは、『坊っちゃん』から倍音が響いていたからであろう。私もそういう文章を書きたいと願っているのだが、願いはなかなか叶いそうもない。

著者略歴

（なりた・よしひろ）

1941 年生まれ．精神科医．臨床心理士．名古屋大学医学部卒．名古屋大学医学部精神医学教室助手，社会保険中京病院精神科部長，椙山女学園大学人間関係学部教授，大阪市立大学大学院生活科学研究科教授，桜クリニック嘱託医などを経て，現在，成田心理療法研究室．著書『新訂増補 精神療法の第一歩』『精神療法家の仕事』『青年期境界例』（以上 金剛出版）『心身症と心身医学』（岩波書店）『贈り物の心理学』（名古屋大学出版会）『精神療法を学ぶ』（中山書店）ほか．訳書 マスターソン『青年期境界例の治療』（共訳 金剛出版）サルズマン『強迫パーソナリティ』（共訳 みすず書房）マックウィリアムズ『パーソナリティ障害の診断と治療』（共訳 創元社）ほか．編書『転移／逆転移』（共編 人文書院）ほか．

成田善弘

精神療法家の本棚

私はこんな本に交わってきた

2014年 4 月 11 日　印刷
2014年 4 月 21 日　発行

発行所 株式会社 みすず書房
〒113-0033 東京都文京区本郷 5 丁目 32-21
電話 03-3814-0131(営業) 03-3815-9181(編集)
http://www.msz.co.jp

本文組版 キャップス
本文印刷・製本所 中央精版印刷
扉・表紙・カバー印刷所 リヒトプランニング

ISBN 978-4-622-07798-5
[せいしんりょうほうかのほんだな]